LA

PHOTOTHÉRAPIE

SES AVANTAGES DANS LE TRAITEMENT DU LUPUS VULGAIRE

PAR

Le Dr LÉON FRIEDMANN

ASSISTANT DE LA CLINIQUE DERMATOLOGIQUE
ET INSTITUT PHOTOTHÉRAPIQUE DE L'UNIVERSITÉ DE BERLIN
DE L'INSTITUT DES ÉTUDES SUPÉRIEURES
PRATIQUES ET DE PERFECTIONNEMENT DE FLORENCE
ANCIEN ASSISTANT HONORAIRE DE L'INSTITUT DE PATHOLOGIE GÉNÉRALE
ET HISTOLOGIE DE L'UNIVERSITÉ DE PAVIE

26 figures dans le texte

PARIS

VIGOT FRÈRES, ÉDITEURS

23, PLACE DE L'ÉCOLE-DE-MÉDECINE, 23

1910

LA

PHOTOTHÉRAPIE

LA
PHOTOTHÉRAPIE

SES AVANTAGES DANS LE TRAITEMENT DU LUPUS VULGAIRE

PAR

Le Dr LÉON FRIEDMANN

ASSISTANT DE LA CLINIQUE DERMATOLOGIQUE
ET INSTITUT PHOTOTHÉRAPIQUE DE L'UNIVERSITÉ DE BERLIN
DE L'INSTITUT DES ÉTUDES SUPÉRIEURES
PRATIQUES ET DE PERFECTIONNEMENT DE FLORENCE
ANCIEN ASSISTANT HONORAIRE DE L'INSTITUT DE PATHOLOGIE GÉNÉRALE
ET HISTOLOGIE DE L'UNIVERSITÉ DE PAVIE

26 figures dans le texte

PARIS

VIGOT FRÈRES, ÉDITEURS

23, PLACE DE L'ÉCOLE-DE-MÉDECINE, 23

1910

À MON ILLUSTRE MAITRE

M. LE PROFESSEUR CAMILLO GOLGI

RECTEUR DE L'UNIVERSITÉ DE PAVIE,

DIRECTEUR DE L'INSTITUT DE PATHOLOGIE GÉNÉRALE ET HISTOLOGIE

SÉNATEUR DU ROYAUME D'ITALIE,

LAURÉAT DU PRIX NOBEL, ETC., ETC.

Tu Duca, tu Signore e tu Maestro.
(Dante, Inferno, II, 140).

AVERTISSEMENT

La photothérapie, due à la remarquable découverte
de Niels r. Finsen est venue s'ajouter (depuis quelques
années) aux autres moyens physiques employés jusqu'alors dans le traitement des maladies de peau. Dès
son apparition elle s'est montrée une excellente méthode
thérapeutique. Si elle a pu rendre des services dans
nombre d'affections cutanées, c'est surtout quand on
étudie les progrès qu'elle a fait réaliser dans le traitement du lupus vulgaire que l'on peut en apprécier la
supériorité. C'est pourquoi nous nous bornerons à l'étudier dans le traitement de cette maladie.

Nous nous sommes efforcé de rendre ce travail le
plus complet possible, résumant les différentes publi-
cations relatives à cette question.

Nous exposerons les méthodes suivies par chaque
expérimentateur ainsi que les résultats obtenus. Peut-
être trouvera-t-on que nous nous sommes trop étendu
dans l'exposé de ces différentes méthodes mais c'est à
dessein que nous l'avons fait pour bien démontrer que
la photothérapie, dont on ne peut nier aujourd'hui
l'utilité thérapeutique, n'est pas un procédé empirique
mais bien au contraire s'appuie sur une série de faits

positifs acquis à la suite d'expériences multiples et rigoureusement scientifiques.

En même temps que cet exposé théorique, notre but étant, avant tout, de montrer le côté pratique de la photothérapie, nous donnerons la description des différents appareils employés aujourd'hui avec beaucoup de détails de technique, spécialement en ce qui concerne le traitement du lupus vulgaire. Trop heureux, si par ce modeste travail nous contribuons à mieux faire connaître les avantages de la photothérapie et à vulgariser l'emploi de ce nouvel agent thérapeutique.

LA PHOTOTHÉRAPIE

PREMIÈRE PARTIE

LA PHOTOTHÉRAPIE SUIVANT LA MÉTHODE DE FINSEN

Le lupus est une tuberculose chronique de la peau et des muqueuses, qui jusqu'à ces dernières années, avant la méthode de Finsen, faisait le désespoir des dermatologistes. Pour aucune autre maladie peut-être on ne possédait autant de remèdes, mais outre qu'ils étaient plus ou moins douloureux ils demandaient un temps énorme, n'amenaient que rarement une guérison définitive, et le plus souvent on n'obtenait qu'une amélioration passagère.

Aujourd'hui au contraire nous avons dans la photothérapie un moyen sûr et rapide de guérison du lupus, principalement quand il est au début et limité à la peau, à tel point que Finsen a pu dire qu' « un lupus, non guéri par la lumière, n'est pas un lupus ».

Pour apprécier la géniale découverte de Finsen à sa juste valeur il suffit de penser aux ravages faits par cette terrible maladie. Quoique n'entraînant pas immédiatement la mort, elle expose pourtant le malade à un grand nombre de souffrances morales, à cause de sa localisation habituelle au visage, qu'il est difficile de cacher. Ces malheureux sont souvent tellement défigurés qu'ils sont chassés de la société ; tout en étant vigoureux et intelligents ils ne peuvent trouver de travail ou d'emploi pour gagner leur vie ; ils deviennent dès lors une charge pour la société. En effet, ou bien ils parcourent les rues en mendiant excitant la pitié par le spectacle de leurs horribles plaies, ou bien ils entrent dans les hôpitaux où leur séjour prolongé et leur traitement occasionnent des frais considérables.

On peut dire avec Neisser que le cancer excepté il n'y a pas d'autre maladie qui, bien que n'étant pas immédiatement mortelle, puisse occasionner des ravages aussi terribles et aussi funestes que le lupus.

La tuberculose de la peau et spécialement le lupus est chez nous ce que la lèpre était dans les temps passés et est encore aujourd'hui dans certains pays.

La découverte de la photothérapie acquiert donc une haute valeur humanitaire et sociale et contribue dans une certaine mesure à la prophylaxie de la tuberculose. M. Pellizzari fait justement remarquer à ce propos que « plus les lésions tuberculeuses seront abandonnées à elles-mêmes, plus elles se propageront facilement dans les cavités et augmenteront les voies et les occasions de diffusion du bacille tuberculeux dans les organes plus nobles, comme le cerveau et le poumon ; elles augmenteront ainsi d'un côté le coefficient de la mortalité et de l'autre la propagation de la tuberculose par l'expectoration pulmonaire. »

Le rôle social du médecin doit donc se manifester

aussi sur le terrain de la lutte contre le lupus ; le médecin praticien peut plus à cet égard que le dermatologiste qui voit plus de cas de lupus, il est vrai, mais ne peut jamais combattre la maladie à son premier début et enrayer rapidement sa marche. Le praticien doit savoir reconnaître un lupus, si petit soit-il, à sa première apparition. Au lieu de perdre un temps très précieux en ordonnant des pommades inutiles et en trompant le malade et sa famille avec de fausses illusions, il doit l'envoyer immédiatement chez un spécialiste, dans un Institut photothérapique. Le nombre de ces Instituts augmente de jour en jour dans tous les pays, malgré les difficultés inhérentes à de pareilles entreprises, surtout du côté technique et financier ; tout cela pour le grand bénéfice des malades qui sont plus nombreux qu'on pourrait le croire du premier abord. En Danemark FINSEN a trouvé un malade atteint de lupus par 2.000 habitants, et si l'on n'en voit pas autant c'est que souvent, faute de traitement efficace, la maladie fait des progrès, alors ils ont honte de se faire voir et se cachent devant les hommes et la société.

* *

Voyons donc en quoi consiste la photothérapie et quels sont les principes de physique sur lesquels est basée cette méthode thérapeutique.

NOTIONS DE PHYSIQUE

La lumière du soleil, ou de toute autre source qui donne une lumière claire : arc voltaïque, gaz, etc., est le résultat de vibrations de l'éther qui ont des différentes longueurs d'onde.

Quand on laisse passer un faisceau de rayons solaires parallèles à travers un prisme et quand on projette ces rayons sur un écran on voit une bande colorée formée de sept couleurs : rouge, orangé, jaune, vert, bleu, indigo et violet, qui forment le *spectre lumineux*. Les rayons rouges sont les moins réfrangibles et ont la plus grande longueur d'onde (718-656 μμ) tandis que les rayons violets sont les plus réfrangibles et ont la plus petite longueur d'onde (430-400 μμ). Examinant plus minutieusement ce spectre au moyen d'un thermomètre très sensible, ou mieux encore au moyen du bolomètre de LANGLEY, on voit que la température augmente du violet au rouge et au delà du rouge, où elle arrive à un maximum, puis elle diminue et devient nulle à un point qui se trouve séparé du rouge par une distance égale à la longueur du spectre visible. C'est ce que l'on appelle *spectre calorique* ou *infrarouge*. De l'autre côté du spectre visible il y a une autre espèce de rayons, qui ont la propriété d'impressionner les sels d'argent. Ce sont les rayons bleus, violets et surtout les *ultraviolets*, qui composent le *spectre chimique*.

La photothérapie est cette partie de la thérapeutique physique qui emploie ces rayons et surtout les rayons chimiques pour guérir certaines maladies.

C'est FINSEN qui a le grand mérite d'avoir donné une base scientifique à une méthode empirique, connue et pratiquée dès l'antiquité. On attribuait généralement l'action favorable des rayons solaires à la chaleur, en voyant surtout l'érythème produit sur la peau à la suite d'une exposition prolongée au soleil et qui a une certaine ressemblance avec la brûlure. Pour la même raison la pigmentation fut considérée aussi comme résultant de l'action des rayons caloriques.

Charcot a le premier, en 1859, attribué la production de l'érythème aux rayons chimiques.

Voici le résumé de son observation : Deux chimistes faisaient en commun des expériences sur la fusion et la vitrification de certaines substances par l'action d'une pile de Bunsen forte de 120 éléments. La pile fonctionna pendant vingt minutes. Les expérimentateurs se tenaient à 50 centimètres du foyer et souffrirent le soir même des troubles de la vision et le lendemain ils présentaient l'un et l'autre un érythème accompagné d'un sentiment de gêne et de tension. Cet érythème était localisé aux parties de la face qui avaient été tournées vers le foyer, c'est-à-dire chez l'un à tout le côté droit de la face depuis la racine des cheveux jusqu'au menton et chez l'autre, qui avait tenu la tête baissée, seulement au front. L'aspect de cet érythème était exactement celui d'un coup de soleil, avec desquamation au bout de quatre jours qui dura cinq ou six jours en tout.

Dans ce cas on doit absolument éliminer l'action des rayons caloriques, à cause de la distance à laquelle se tenaient les expérimentateurs. Charcot attribue l'érythème à l'action des rayons chimiques et cite à l'appui de son hypothèse les observations de Foucault, lequel souffrait de maux de tête et de troubles visuels pendant qu'il faisait ses expériences avec des étincelles électriques fortes ; ces manifestations désagréables disparaissaient complètement dès qu'il protégeait ses yeux avec des verres d'urane, qui retiennent les rayons chimiques, tout en laissant passer les rayons caloriques et lumineux.

Bouchard, en 1862, recherchant l'origine de la pigmentation des pellagreux, a fait passer la lumière à travers un prisme et a étudié l'action de chaque couleur isolée. Il a trouvé que plus les couleurs s'approchaient de l'extrémité droite du spectre, plus grande était l'intensité de leur action sur la peau en même temps que diminuait le temps nécessaire à l'apparition de l'érythème, même si l'on faisait passer la lumière à travers une couche d'eau, retenant les rayons caloriques.

Widmark fit arriver sur la peau la lumière d'un arc voltaïque, à travers un cylindre métallique dans lequel circulait un courant d'eau; ce cylindre était fermé à une extrémité par une lame en quartz et à l'autre par une lame moitié en quartz (qui laisse passer les rayons ultraviolets) et moitié en verre ordinaire (qui ne les laisse pas passer). Il a constaté alors que la partie de la peau, recouverte par le quartz présentait un érythème, tandis que l'autre moitié était restée normale.

Finsen a exposé à la lumière d'un arc voltaïque la face de flexion de son avant-bras couverte d'une plaque en quartz et en verre ordinaire ; il y traçait aussi quelques lettres avec l'encre de chine. Il a observé ensuite un érythème diffus de courte durée suivi d'un autre plus constant, limité seulement à la partie recouverte par la plaque en quartz.

Widmark a observé en outre la production de l'érythème chez les explorateurs du pôle nord et chez les alpinistes qui montaient sur les glaciers, région où la température est au-dessous de zéro ; il faut donc éliminer complètement l'action des rayons caloriques.

De ces observations et de ces expériences répétées par d'autres auteurs et modifiées ensuite de différentes manières, résulte l'action évidente, presque exclusive, qu'ont les rayons chimiques sur la peau.

Les biologistes, de leur côté, par leurs recherches ont contribué à confirmer l'action importante des rayons violets et ultra-violets, en démontrant le rôle qu'ils jouent dans la vie des organismes animaux et végétaux depuis les plus infimes jusqu'aux plus grands ; ils peuvent provoquer la contraction et les mouvements du protoplasma, permettre la fonction chlorophyllienne, modifier le développement et le mouvement des animaux et contribuer dans une très large mesure au bien-être de l'homme. Un vieux proverbe italien dit : « Où ne pénètre pas la lumière, pénètre le médecin », et là se résume toute la philosophie d'un peuple, dictée par une expérience séculaire.

Du moment que les rayons chimiques jouent un rôle si important sur l'organisme, en excitant ses éléments à la vie, il est tout naturel de penser — et ici on voit l'intuition géniale de FINSEN — à employer ces rayons pour combattre les maladies parasitaires de la peau, et en première ligne la plus terrible de toutes, le *lupus vulgaire*.

Ses premières expériences ont été faites avec la *lumière du soleil*, concentrée sur la partie malade au moyen des lentilles biconvexes ou planconvexes ; celles-ci renfermaient un espace dans lequel se trouvait une solution à 0,3 %$_{\circ\circ}$ de sulfate de cuivre mêlée à de l'eau ammoniacale à 4 %$_{\circ\circ}$, afin d'éliminer les rayons caloriques. FINSEN a employé en outre des compresseurs de cristal de roche.

Pour expliquer les cas de guérisons de lupus, obtenus avec la lumière solaire, si pauvre en rayons ultraviolets, Finsen attribue une certaine importance à l'air libre dans lequel les malades doivent passer tout le temps du traitement, ce qui a certainement une influence sur leur état général. Mais comme ce traitement ne peut être fait qu'avec le beau temps et seulement pendant l'été, au moins dans les pays tempérés, Finsen renonça lui-même au soleil comme source de rayons chimiques et recourut à l'arc voltaïque contenant beaucoup plus de ces rayons. Ceux-ci, par leur action irritante, produisent une forte réaction sur la peau avec desquamation de l'épithélium qui emporte presque tout le pigment produit par la lumière, ce qui permet le passage à d'autres rayons chimiques et par conséquent la continuation du traitement ; tandis que la réaction consécutive à l'action de la lumière solaire est beaucoup plus faible, de telle sorte que le pigment peut s'emmagasiner et opposer une barrière à la pénétration de la lumière dans la profondeur des tissus (Axel Reyn).

DESCRIPTION DE L'APPAREIL

Pour son appareil électrique Finsen emploie une lampe à arc d'une tension de 50-55 volts et d'une intensité de 50 ampères qui fonctionne avec le courant continu, en donnant une lumière de 32.000 bougies. Le pôle positif se trouve à la partie supérieure et, à peine fait-on passer le courant, qu'il se creuse en cratère dirigeant les rayons lumineux en bas et dehors, où ils sont ramassés dans quatre tubes concentrateurs, en forme de télescope. Ces tubes sont soutenus, en même temps que la lampe, par un cercle en fer, moyennant un support et des vis. Le support est suspendu au plafond au moyen de barres de fer, ou bien il est fixé solidement sur le plancher. (Fig. 1).

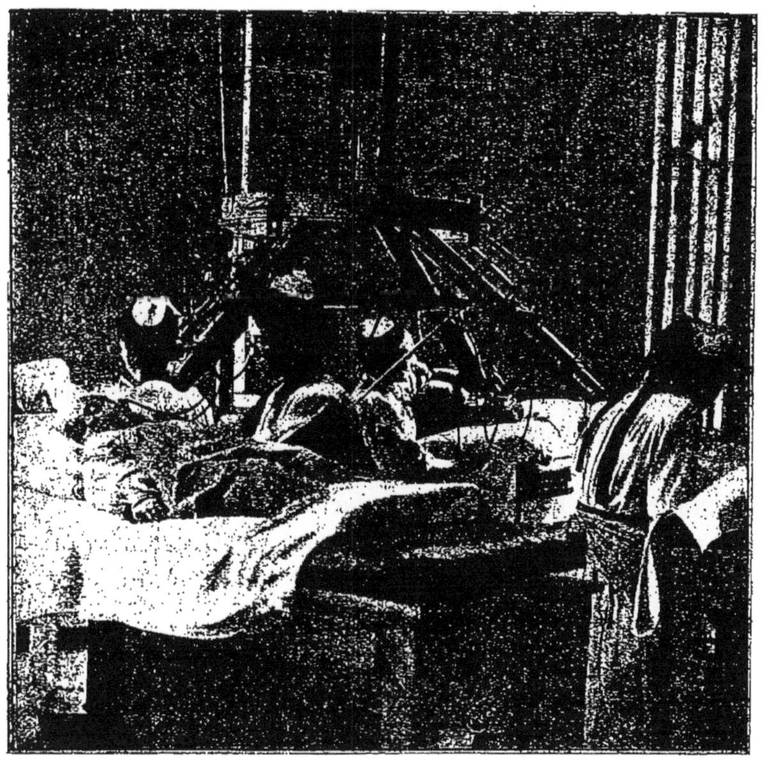

Fig. 1. — Appareil électrique de Finsen (1).

A l'extrémité supérieure du tube est placé un système de lentilles planconvexes qui rendent paral-

(1) Nous devons à l'obligeance de M. le Dr Noiré la reproduction des fig. 1 et 11 de cet ouvrage.

lèles les rayons divergents de l'arc. A la partie inférieure sont deux autres lentilles, qui convergent les
rayons parallèles, de manière que leur foyer se trouve
à une distance de 10 centimètres de la lentille inférieure. L'espace vide entre ces deux lentilles, qui est de
30 centimètres, est rempli d'eau distillée, laissant passer
les rayons ultraviolets (tandis que l'eau ordinaire les
retient) et empêche le passage des rayons caloriques.

Axel Reyn a modifié la construction de ce modèle
primitif du concentrateur, afin d'éviter le réchauffe-
ment intense et l'éclatement de la lentille qui est près
de l'arc voltaïque. Sur cette lentille il en met une autre, également en quartz, à une distance d'un centimètre et remplit l'espace libre avec de l'eau distillée.
Cette capsule ainsi formée est entourée d'un manchon
métallique et dans l'espace libre circule continuellement un courant d'eau. A cause de la différence de
température entre l'eau de la capsule et celle qui l'en-
toure, la première est toujours en mouvement, rafraî-
chissant ainsi la lentille en quartz.

La partie inférieure du tube peut pénétrer dans la
supérieure, comme un télescope, ce qui permet de les
centrer exactement.

En effet, les tubes doivent être bien centrés. Étant
fermés par un couvercle troué, on dit que les tubes
sont bien centrés quand les trous du couvercle donnent
sur un morceau de papier, placé dans le foyer, une
lumière intense, uniforme, visible à l'œil nu. On peut
projeter cette image lumineuse directement sur la partie malade au lieu de la projeter sur un écran.

La lumière qui sort des concentrateurs n'est pas appliquée directement sur la peau, à cause du grand nom-

bre des rayons caloriques qu'elle contient encore, mais on la fait passer par un petit appareil, nommé *compresseur*, qui a pour but de comprimer et d'anémier les tissus, en facilitant ainsi la pénétration des rayons ultraviolets dans la profondeur. Le compresseur est formé de deux lames de cristal de roche montées sur un anneau en laiton et qui renferment un espace où circule l'eau froide. La couche d'eau est tellement mince que l'absorption des rayons chimiques est infime.

La compression doit être continue et complète, et dans ce but les compresseurs sont de différentes formes : ova-

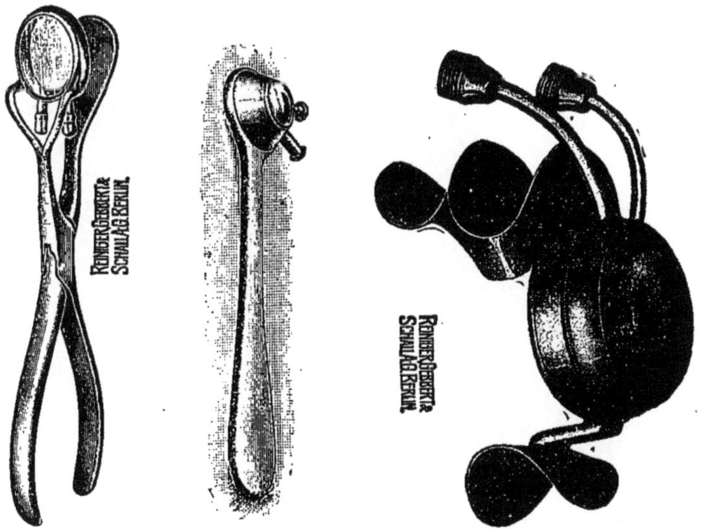

FIG. 2, 3 ET 4. — Compresseurs à main et automatique de Jungmann.

les, ronds, avec la surface plane, convexe ou concave, et différentes grandeurs. La compression est difficile dans l'angle oculo-nasal, la face inférieure des ailes et du septum nasal. Pour les lèvres, pour le lobule de l'oreille et l'angle buccal, Jungmann a construit des compresseurs

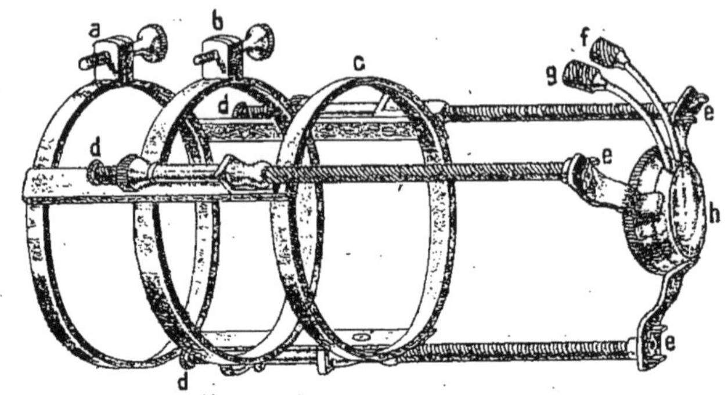

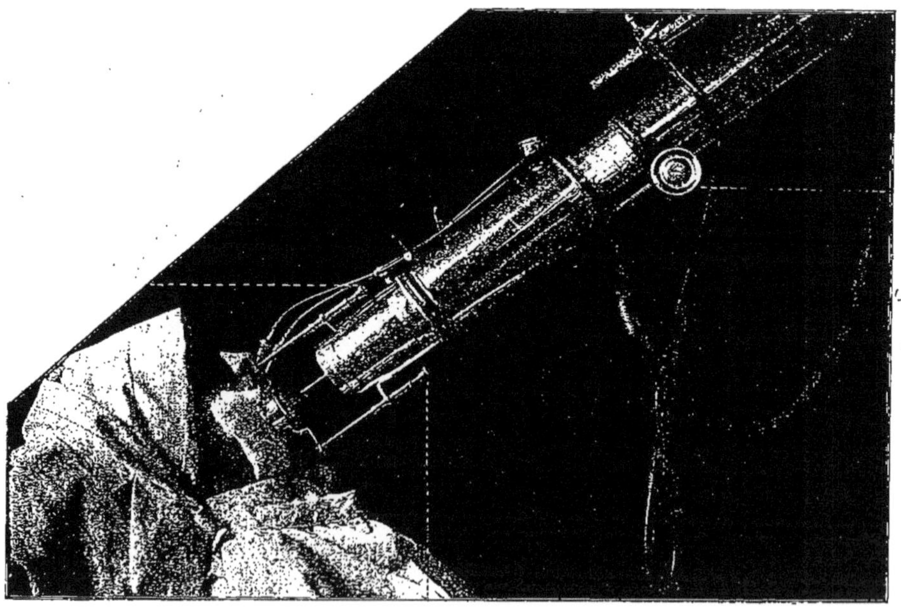

Fig. 5 et 6. — Compresseurs automatiques de Jungmann.

spéciaux, en forme de tenailles, dont les branches se serrent avec la main. (Fig. 2, 3 et 4). Beaucoup plus dif-

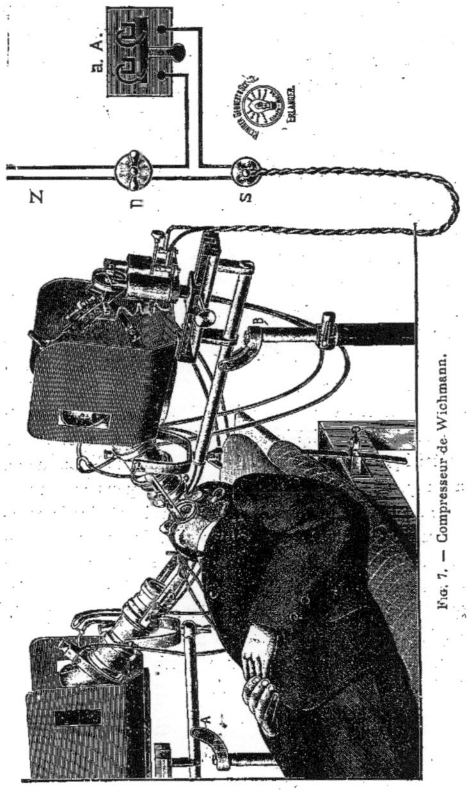

Fig. 7. — Compresseur de Wichmann.

ficile, sinon presque impossible est la compression des narines et de la cavité buccale.

La compression manuelle nécessitant une grande perte de temps, et par conséquent une dépense considérable pour le personnel nécessaire, FINSEN avait pensé pouvoir fixer le compresseur par des bandes élastiques. Elles présentent pourtant l'inconvénient de se déplacer pendant l'application par un mouvement du malade et de faire tomber le faisceau de lumière sur la peau non refroidie par l'eau qui circule dans le compresseur et de provoquer ainsi une brûlure, avec une cicatrice consécutive. Pour cette raison il y renonça, retournant à la compression manuelle.

Puis ont été inventés des différents *compressseurs automatiques*, comme celui de MARIE, de MAZETTE pour les petits appareils pour une personne.

Le compresseur automatique de JUNGMANN (fig. 5 et 6) est fixé à l'extrémité inférieure du tube par trois barres métalliques, dont on augmente ou diminue la longueur, au moyen de vis; de cette manière les rayons ne peuvent agir en dehors du compresseur. Afin de rendre la compression plus douce pour le malade, JUNGMANN emploie des ressorts métalliques au lieu de barres, et pour donner un appui à la tête, il fait construire des appuis-tête mobiles que l'on peut fixer à n'importe quelle chaise ou table opératoire.

Le compresseur automatique de WICHMANN a été construit pour la lampe mobile FINSEN-REYN; il fixe le compresseur à l'aide de barres rigides, massives, dans la distance focale du tube et se sert du poids de la lampe, qui par sa pression maintient le malade dans la position voulue. Quand il s'agit de traiter deux régions symétriques du visage, WICHMANN emploie deux lampes avec deux compresseurs (fig. 7), qui maintiennent mieux la position du malade. Comme ce cas ne se présente pas toujours, l'emploi du compresseur de WICH-MANN ne peut être généralisé.

Citons aussi le compresseur de SANDMANN et celui plus récent de DE BEURMANN et DEGRAIS.

Le compresseur de DEGRAIS (fig. 8), nommé par son inventeur auto-compresseur, se compose :

« 1° D'un collier *o* muni d'une vis de serrage *v* qui se fixe à l'extrémité inférieure de la lunette ;

2° De ce collier partent perpendiculairement quatre tiges creuses destinées à recevoir chacune un ressort à boudin *r* ;

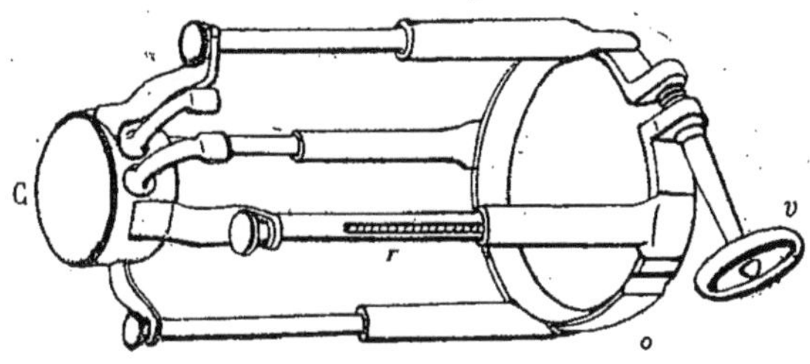

FIG. 7. — Compresseur de Degrais.

3° Chaque ressort porte à l'extrémité opposée à celle qui s'engage dans la tige creuse une tige à laquelle se vissera une branche du compresseur C. Les ressorts ont été construits de telle sorte que si on appuie sur sur eux de façon à placer le compresseur au foyer des rayons ils aient encore une certaine élasticité. »

En employant ces compresseurs automatiques une seule personne peut surveiller en même temps 3-4 malades. On peut les employer sur les surfaces larges, comme sur le front, les joues, etc., tandis que sur d'autres régions étroites, comme le rebord orbitaire, le nez, les paupières il faut absolument recourir à la compression manuelle.

Du reste nous devons faire observer, que malgré quelques critiques favorables, ces compresseurs automatiques ne se sont pas jusqu'ici beaucoup répandus dans la pratique courante.

Comme nous l'avons déjà fait remarquer, les compresseurs servent pour refroidir la lumière et pour anémier la peau. FINSEN a démontré *l'importance de cette anémie* en mettant une feuille de papier photographique derrière l'oreille, et en projetant dessus un faisceau de rayons de son appareil. Il fallait plus de cinq minutes pour agir sur la carte, tandis qu'en comprimant le lobule de l'oreille, le papier était altéré déjà après vingt secondes. Cela est une preuve évidente de la nécessité de comprimer et d'anémier les tissus pendant l'application de la lumière.

JAMIESON a proposé d'anémier la peau avec l'adrénaline et WALCHAM a conseillé de comprimer et refroidir la peau avec de la glace, mais ces méthodes ne sont pas entrées dans la pratique.

TECHNIQUE DE L'APPLICATION

Le malade doit rester couché sur un lit muni d'un appui mobile; les fauteuils avec un appui sont moins commodes. On nettoie la partie malade avec de l'alcool et éther; s'il y a des surfaces abrasées ou ulcérées, on fait d'abord des applications antisep tiques astringentes, etc., suivant le cas ; on enlève les croûtes avec les pinces, ou on les ramollit avec de la vaseline boriquée, ou du savon vert (LÉREDDE et PAUTRIER), qu'on laisse pendant un quart d'heure. On délimite ensuite avec un crayon dermographique la région sur laquelle on doit faire l'application, à peu près de la grandeur d'un sou. On recouvre le contour avec du coton hydrophile imbibé d'une solution d'acide borique et on approche le lit de manière que la partie malade se trouve un peu plus près de la lentille que la distance focale ; c'est parce que les rayons ultraviolets ont un foyer plus rapproché que les rayons lumineux. Après on applique le compresseur et l'on exerce une compression telle que la peau devienne blanche, complètement anémique ; on maintient cette compression constamment pendant soixante-dix minutes.

Le médecin doit prévenir toujours le malade qu'il devra avertir l'infirmière dès qu'il aura la moindre sensation de brûlure, parce que cela est une preuve que la compression n'est pas parfaite et qu'il y a de l'air surchauffé entre le compresseur et la peau.

Sur certains points du visage, où la peau est collée presque directement aux os, comme le rebord maxillaire, le rebord orbitraire, la tubérosité du maxillaire supérieur, etc., la compression ne peut être exercée uniformément et il peut y avoir en conséquence une réaction trop intense. C'est pourquoi certains auteurs conseillent de ne pas prolonger les applications sur ces régions au delà de trente à quarante minutes. Quand on fait l'application près de l'œil, celui-ci doit être bien protégé par du coton humide et un carton noir.

Pendant l'application, l'infirmière porte des lunettes noires et doit veiller à ce que la surface du compresseur soit bien parallèle à la lentille du tube; et en outre à ce que les charbons se trouvent toujours dans la même direction verticale, car autrement le pôle positif se consumerait plus d'un côté et enverrait plus de rayons dans le tube placé du côté correspondant.

Après l'application on désinfecte les compresseurs, en frottant la surface qu'on applique sur la peau avec de l'alcool et de l'éther et en les laissant ensuite pendant une heure dans une solution d'acide phénique de 5 %. Ceci plutôt par propreté que par crainte de transmettre une maladie, la lumière en effet possède une forte action bactéricide et pendant les soixante-dix minutes que dure l'application, elle stérilise complètement les compresseurs.

Toutes les lentilles doivent être parfaitement propres et transparentes : on les frotte pour cela, au moins la lentille externe, avec un morceau de liège imbibé d'eau distillée et on les lave ensuite toujours avec de l'eau distillée. On enlève la poussière avec une peau de chamois; il faut changer l'eau distillée qui se trouve entre les lentilles inférieures dès qu'elle commence à devenir trouble : mieux vaut la changer chaque jour.

REACTION

La photothérapie a pour but de provoquer une réaction macroscopique et microcospique, qui doit amener, comme nous verrons dans la suite, la guérison.

Pour obtenir une bonne réaction et éviter des complications fâcheuses pour le malade, il est nécessaire de retenir complètement les rayons caloriques, en ne laissant passer que les rayons chimiques, et d'exercer en même temps une compression complète.

Si on réalise ces deux conditions, on voit que la réaction ne se manifeste pas immédiatement après l'application, comme la réaction provoquée par des agents thermiques, mais après un certain temps, variable avec la durée de l'application ; exceptionnellement elle peut se manifester même après vingt et un jours.

En moyenne pourtant, on peut dire qu'après six à huit heures apparaît un érythème assez intense sur lequel, seize jusqu'à vingt-quatre heures après l'application, se forme une vésicule remplie d'exsudat séreux ; celle-ci sèche jusqu'au lendemain et se transforme en une petite croûte jaunâtre, qui tombe après quelques jours en laissant une surface rouge, qui peu à peu reprend la coloration normale. En général la réaction ne dure plus de dix à quatorze jours, dans certains cas elle peut durer jusqu'à vingt et un jours.

Ce qui caractérise cette réaction, c'est que contrairement à toutes les autres elle n'est pas destructive, c'est-à-dire que la peau reprend sa couleur presque normale. Ce fait constitue, comme nous le verrons dans la suite, un des principaux avantages de la méthode photothérapique.

L'intensité de la réaction ne dépend pas seulement de la durée de l'application ; elle varie d'après l'état de la peau traversée par la lumière. Une peau pigmentée, une peau sclérosée à la suite des processus morbides ou de certains traitements, opposera une plus grande résistance au passage des rayons chimiques, dont

une partie seulement exercera son action bienfaisante ;
dans ces cas la réaction sera naturellement plus faible
que sur une peau normale. Au contraire, quand la
peau est dépourvue de pigment, ou quand elle est
appliquée directement sur les os, la réaction sera beaucoup plus intense, pouvant même arriver jusqu'à
l'ulcération.

Dans les régions riches en tissu conjonctif lâche,
autour de l'œil, par exemple, il se forme souvent un
œdème intense, indolore, dont on doit prévenir le
malade. En général, du reste il est préférable de le
prévenir même de la simple réaction qui se produit
ordinairement, de peur qu'il ne s'effraie et ne veuille plus
continuer le traitement.

Avec une réaction normale l'ulcération est exception-
nelle. Elle se produit quand le contenu de la vésicule
est contaminé par des germes de la suppuration, ou
bien quand la compression n'est pas bien faite, les
rayons caloriques provoquent alors une brûlure.

Quel est le traitement de la réaction ? Le plus souvent si les malades sont intelligents et se maintiennent
en état de propreté, il faut ne rien faire. En général il vaut mieux protéger la partie traitée contre une
infection possible, au moyen de compresses (de sublimé,
d'acide borique, liqueur de BURROW) ou de pommades
(vaseline boriquée, pâte à l'oxyde de zinc, etc.).

Les **altérations microscopiques** produites par la
réaction ont été étudiées par différents auteurs (FINSEN‹
ZIELER, DREYER, JANSEN, V. VERESS, MAGNUS MOELLER, LE-
REDDE et PAUTRIER, MEYROWSKI, sur la peau normale des
animaux et de l'homme ; par MAC LEOD, WANSCHER, GLE-
BOWSKI, PILNOFF, DOUTRELEPONT, GAVAZZENI, JANSEN et DEL-

BANCO sur la peau lupeuse). Mais tous n'arrivent pas à la même conclusion, ainsi tel auteur fait jouer le rôle principal à tel phénomène, tel autre à tel autre phénomène. La cause en est que tous les auteurs n'ont pas suivi les mêmes méthodes de traitement, tous n'emploient pas la même technique et surtout que tous ne font pas tous leurs examens le même jour après l'application.

Voici, d'après JANSEN ET DELBANCO, la description de ces altérations histologiques et l'ordre dans lequel elles apparaissent.

Un tubercule de lupus ne disparaît presque jamais après une seule séance ; il en faut souvent jusqu'à dix ou même vingt, entre lesquelles on fait des pauses plus ou moins longues. Durant ces pauses se produit un commencement de guérison, qui est détruit dans la séance successive. A cause de cela les coupes d'un lupus qui a subi plusieurs applications présentent un aspect spécial. Le premier effet visible d'une application de lumière est une dilatation vasculaire et de l'œdème, suivi d'une nécrose cellulaire et d'une eschare ; après quoi il y a une inflammation limitée à la zone exposée, avec diapédèse leucocytaire et une très vive régénération. L'œdème se manifeste assez rapidement dans l'épithélium et les couches supérieures de l'infiltration lupique. Les espaces intercellulaires sont dilatés, le protoplasma des cellules se creuse de vacuoles ; dans l'épithélium recouvrant on a le tableau de l'état spongoïde d'UNNA. Dans l'infiltration lupique l'œdème efface les contours cellulaires. Avec un fort grossissement on peut voir nettement la vacuolisation des cellules épithélioïdes et géantes, tout le tissu prend l'apparence spongieuse.

Dans le tissu conjonctif environnant le collagène se gonfle un peu, les fibrilles se dissocient. L'exsudat qui donne l'œdème n'est pas uniquement séreux, il contient aussi une grande quantité de fibrine. Un jour après l'application, les cellules épithéliales sont détruites, de même que les lupomes superficiels. Après quelques jours on voit que la nécrose s'est étendue plus profondément qu'on avait pu s'y attendre. Cette nécrose propagée doit être probablement attribuée à l'état inflammatoire. Comme résultat de la destruction cellulaire directe et indirecte on trouve déjà, après une seule application, une nécrose qui atteint presque exclusivement les éléments cellulaires : l'épithélium et les cellules pathologiques; tandis que les fibres élastiques et le collagène opposent une grande résistance à l'action de la lumière.

L'émigration leucocytaire est probablement provoquée par la présence de la nécrose et constitue un des stades du processus inflammatoire causé par cette nécrose et qui aboutit à l'élimination puis au remplacement de tissu mortifié.

Environ deux jours après l'application on voit sur toute la partie exposée une quantité de cellules mononucléaires.

En tout cas en une seule séance on obtient seulement la nécrose de la couche superficielle, et si le tubercule lupique se trouve dès le début à une grande profondeur, il ne sera pas touché par les rayons lumineux avant qu'il ne se développe et parvienne jusqu'à la surface. *La photothérapie consiste donc dans une destruction couche à couche des éléments pathologiques, suivi d'une très vive régénération;* c'est un traitement caustique, mais qui agit d'une manière *élective*, car il épargne le collagène et le tissu élastique (1). Ce phénomène joint à l'abondante néoformation de tissu conjonctif nous explique les si belles cicatrices que laisse le traitement par la méthode de FINSEN. Les bacilles sont tués par la lumière dans les tissus-superficiels et éliminés avec les tissus détruits ; ceux qui se trouvent dans les tissus plus profonds ne peuvent pas être touchés par la lumière. La photothérapie n'agit donc simplement comme une simple désinfection qui détruirait les agents pathogènes. Elle s'attaque aux tissus eux-mêmes, détruit les éléments malades, excite les tissus sains. On peut dire que pour la photothérapie du lupus vulgaire il est heureux qu'il soit si pauvre en bacilles.

Ces considérations nous amènent à traiter maintenant l'action bactéricide de la lumière et son pouvoir pénétrant dans les tissus.

La pénétration de la lumière dans les tissus et l'action qu'elle exerce dans leur intimité a été démontrée par différents expérimentateurs.

GODNEFF remplit des tubes capillaires avec du chlorure d'argent, les ferme à la flamme et les introduit sous la peau de chats ou de chiens et expose l'animal à la lumière solaire. Après un certain temps le chlorure d'argent noircit.

ONIMUS fait passer à travers sa main (26-30 mm.) la lumière solaire pendant trois minutes et constate l'action de la lumière sur une plaque orthochromatique.

---

(1) Radaeli a démontré, en 1906, cette action élective sur le tissu élastique dans le sarcome idiopathique multiple hémorragique de Kaposi.

Finsen, qui a approfondi le premier l'étude du passage de la lumière par les tissus vivants, fit l'expérience suivante : Il mit l'oreille d'un homme entre deux plaques de verre et les serra jusqu'à ce qu'il en eut chassé complètement le sang. D'un côté de l'oreille il mit un morceau de papier photographique albuminé (Aristo) et sur l'autre il fit tomber la lumière violette d'un concentrateur de la lumière solaire. Il trouva le papier noirci déjà après vingt secondes, tandis qu'il ne l'était pas même après cinq minutes quand l'oreille n'était pas comprimée. Ceci et différentes autres expériences ont décidé précisément Finsen à considérer la compression comme un des principaux facteurs de sa méthode.

Sarason introduit dans sa bouche une petite plaque de bromure d'argent, complètement recouverte de plusieurs feuilles d'étain, laissant seulement à découvert un point en forme d'étoile. Il applique la plaque sur la face interne de la joue et fait tomber pendant une minute sur la face externe correspondante les rayons d'un appareil Finsen avec un arc voltaïque de 50 ampères, employant la compression. En développant la plaque il trouva une tache noire, en étoile, qui correspondait parfaitement à la partie exposée à la lumière et qui a donc traversé tous les tissus de la joue.

Darbois a fait la même expérience, en la modifiant. Il a appliqué sur la face interne de sa joue deux verres de montre qui se regardaient par leur face concave et collés avec de la cire à cacheter. Il a introduit dans cette capsule une petite plaque de bromure d'argent et il a trouvé après une minute, en faisant la compression, que la plaque était impressionnée, et en la développant on y voyait une série de lignes noires et blanches.

Solucha a employé de petits tubes remplis de gélatine au bromure d'argent; il les introduit sous la peau des chiens et après avoir fait tomber dessus les rayons d'un appareil électrique à projections de 10-20 ampères et 50-65 volts, pendant une demi-minute, il trouve noirci le contenu de ces tubes. En introduisant les mêmes tubes profondément dans les muscles, de la fesse, par exemple, il n'obtint aucun effet.

Gebhardt tient une plaque photographique dans la paume de sa main, en éclairant le dos pendant vingt minutes avec une lampe à arc de 9 ampères à une distance de 40 centimètres. Développant la plaque il y aperçoit nettement l'empreinte de ses doigts.

Gottheil et Franklin firent agir la lumière d'une lampe électrique de 60 ampères sur l'épaule (environ 16 cm.) et sur l'avant-bras (8 cm.); une plaque photographique appliquée sur le côté opposé fut impressionnée en vingt minutes dans le premier cas et dix minutes dans le second. Ils ont réussi même à faire passer la lumière à travers tout l'abdomen d'un adulte, de manière à impressionner après trente minutes une plaque appliquée sur la région lombaire. Ces auteurs attribuent une très grande importance à cette découverte, et pensèrent l'employer pour la guérison des maladies internes par la lumière. Nous verrons, dans la suite, pour quelles raisons cela est impossible.

Gunni Busk fait une expérience analogue à celle de Finsen, en faisant passer la lumière à travers deux oreilles collées et constate qu'en ne faisant pas la compression le papier au chlorure d'argent ne noircit pas même après vingt minutes.

Il fit en outre d'autres expériences afin de contrôler

les résultats obtenus par GOTTHEIL et FRANKLIN, lesquels, s'ils étaient vrais, auraient ouvert à la photothérapie un énorme champ d'activité, jusqu'alors inconnu. Nous devons dire dès à présent que les résultats de BUSK et l'interprétation qu'il en donne, excluent complètement l'emploi thérapeutique de la lumière pour les organes internes.

Il se sert d'une lampe à arc de 70 ampères et 50 volts et d'un concentrateur de 8 cm., il emploie un compresseur de quartz et des plaques photographiques isochromatiques EDWARDS. Voici le chiffre moyen qui résulte de 30 expériences environ faites par l'auteur: A travers la partie moyenne de la main (2,8 cm) : une seconde ; à travers le thénar (3, 4 cm) : trois minutes ; à travers l'articulation du carpe (3,7 cm) : quatre minutes. Avec les plaques Lumière le temps moyen est un peu supérieur.

L'auteur obtint des résultats négatifs, même avec les plaques isochromatiques, en appliquant la lumière pendant plus de trente minutes sur l'avant-bras (5, 6 cm); il exclut donc la possibilité de faire traverser la lumière par des parties du corps plus volumineuses.

Le même expérimentateur dans un autre travail étudie *le pouvoir pénétrant des divers éléments composant le spectre.*

Il commence par faire passer à travers un spectroscope de VIERORDT-KRÜSS la lumière d'une lampe de 70 ampères, rendue parallèle par la lentille planconvexe du concentrateur. Devant l'ouverture du spectroscope il met l'oreille d'un lapin ; on peut alors voir dans le spectroscope toutes les couleurs du spectre. En mettant deux oreilles les rayons bleus violets disparaissent ; avec 3 oreilles disparaissent les rayons verts et à travers 4 on ne voit plus que la partie rouge du spectre. Il en résulte donc que le pouvoir pénétrant croît avec la longueur d'onde de chaque couleur.

Mais pour avoir des chiffres plus exacts et pour pouvoir comparer la pénétration des différents éléments, Busk emploie des divers « sensitomètres » pour constater et mesurer le passage de chaque partie du spectre. Ainsi pour les rayons ultrarouges, surtout thermiques, il emploie un thermomètre de mercure noirci ; pour la partie infra-jaune, leur action optique sur la rétine, pour les rayons bleus-violets, leur propriété de noircir le papier au chlorure d'argent. Pour les rayons ultra-violets, il emploie la méthode de Jansen (que nous exposerons dans la suite), qui consiste à mesurer le pouvoir bactéricide à travers des tissus animaux de différente épaisseur. En réduisant ses résultats à 100, Busk évite l'erreur qui pourrait résulter de l'emploi de différentes méthodes et de différents instruments.

Voici textuellement l'importante conclusion qu'il déduit de ses expériences: « La courbe du pouvoir de pénétration des différentes qualités de rayons à travers une oreille de lapin contenant du sang (et de même avec une très grande probabilité, à travers la plupart des tissus vivants) monte de l'extrême ultraviolet, où le pouvoir pénétrant est extrêmement faible, à travers l'ultraviolet interne et la partie colorée du spectre ; l'ascension continue un peu dans la partie ultrarouge, où se trouve le maximum de pénétration des rayons, puis dans la partie extrême de l'ultrarouge la courbe tombe à nouveau ».

Ainsi pour donner quelques chiffres, les rayons rouges-jaunes pénètrent à peu près vingt-deux fois plus facilement dans les tissus animaux que les rayons bleus-violets; les rayons internes ultrarouges à peu près vingt-huit fois et ainsi de suite.

Voyons maintenant, comment on peut expliquer la contradiction qui existe entre le résultat des expériences de Gunni Busk et celles de Gottheil et Franklin. Nous devons rappeler que la division qu'on fait entre rayons chimiques, lumineux et thermiques est absolument schématique. Ces dénominations n'ont d'autre signification que celle d'indiquer la propriété prédominante des différentes vibrations éthériques ou des rayons qui en résultent. Ainsi les rayons chimiques ont une faible action calorique, les rayons caloriques une faible action chimique. Et comme les rayons rouges ont le plus grand pouvoir pénétrant, ils peuvent, vu la longue durée d'exposition, faire agir leur propriété chimique et influencer la plaque photographique. Cela ne signifie pas pourtant qu'ils aient une action curative, réservée aux rayons chimiques, qui sont les seuls en état de produire une réaction, dans la profondeur des tissus.

Kaiser, en employant la méthode de Busk, démontre que les rayons chimiques visibles peuvent traverser le corps. Il fixe sur le dos d'un homme de stature moyenne, un négatif avec une pellicule, le tout enveloppé dans du papier noir. Il fait tomber sur la partie antérieure la lumière d'une lampe à arc de 15-30 ampères, filtrée à travers une solution de bleu de méthylène. Après vingt-cinq minutes, il obtient sur la pellicule l'image du négatif, un peu effacé, à cause des mouvements respiratoires. En fixant sur le dos seulement la pellicule, Kaiser obtient une image semblable à celle produite par les rayons Röntgen. La cause en serait la facilité avec laquelle les rayons violets et ultraviolets traversent les os, tandis qu'ils sont absorbés par les tissus riches en vaisseaux sanguins.

Winkler arrive à la même conclusion que Busk. Il emploie la lumière d'une lampe à arc de 110 volts et 20-25 ampères, qui passe par un appareil spectral; il se sert aussi de plaques photographiques très sensibles. Il fait passer la lumière à travers le pli interdigital, la pulpe de la deuxième phalange de l'index, et à travers l'oreille d'un lapin blanc. L'auteur arrive à conclure que l'ultraviolet non seulement ne traverse pas la peau, mais ne la pénètre même pas; le rouge, le jaune et le vert la pénètrent, mais sont peu absorbées, de sorte que les rayons bleus sont les seuls qui exercent une action dans la profondeur des tissus. La pénétration du bleu n'étant pas grande, son action s'arrête à un certain niveau, de manière qu'il ne peut pas agir sur les plans plus profonds. Pourtant, quand il y a un tissu pathologique, comme celui du lupus, qui réagit plus facilement qu'un tissu normal, on peut y exercer une action énergique au moyen des rayons bleus et pas ultraviolets.

Winkler n'admet donc pas la nécessité d'employer des compresseurs de quartz, qui permettent le passage aux rayons ultraviolets, parce que ceux-ci ne sont pas efficaces quand il s'agit d'une action profonde.

L'auteur étudie encore l'influence que peut exercer l'anémie de la peau, produite artificiellement, sur le pouvoir pénétrant des rayons, et surtout des rayons bleus, les seuls efficaces d'après lui, il arrive aux suivants résultats. L'adrénaline n'augmente pas la pénétration de la lumière, tandis que les pulvérisations du chlorure d'éthyle la diminuent. L'anémie produite par la méthode de Schleich (imbibition intradermique) diminue la pénétration rouge, tandis que l'agar à 1 °/₀ diminue celle de tout le spectre.

Résumant tout ce que nous avons dit sur le pouvoir pénétrant des divers éléments du spectre, nous pouvons conclure que les rayons chimiques ont un faible pouvoir pénétrant; ils possèdent au contraire d'autres propriétés très importantes : ils sont incitants, vaso-dilatateurs et bactéricides.

L'action bactéricide de la lumière a été constatée la première fois par Downes et Blunt en 1877. Ils ensemencèrent différents tubes de culture avec des bactéries et les exposèrent, pendant des temps différents, à la lumière solaire et à la lumière diffuse, une partie directement et une partie entourée d'une lame en plomb. Ils mirent les cultures à l'étuve : dans les premiers ils n'ont obtenu aucun développement; il fut considérable, au contraire, dans les autres. La composition du milieu de culture n'était pas altérée, car les tubes demeurés stériles, ayant été ensemencés une seconde fois, donnèrent, tenus dans l'obscurité, un riche développement de bactéries. On doit donc admettre que la lumière a une action bactéricide et éliminer l'action de la chaleur, complètement absorbée par le revêtement en plomb.

La voie était dès lors tracée, un grand nombre d'expérimentateurs la suivirent, confirmant la découverte de Downes et Blunt, et élargissant nos connaissances sur cette action bactéricide de la lumière. Ils étudièrent spécialement auxquels de ses éléments elle était due et quel était le mécanisme de cette action.

Déjà Downes et Blunt avait entrevu la vérité, en attribuant l'action de la lumière à la partie chimique du spectre.

Nous rappellerons seulement, pour ne pas donner une longueur excessive à ce chapitre, les travaux de Duclaux, Arloing, Roux, Nocard et Strauss, ayant trait à l'action de la lumière sur les bactéries et spécialement sur les spores, et nous allons exposer les résultats des recherches faites avec la lumière colorée.

Une lumière monochromatique peut être obtenue de deux façons : ou bien en faisant passer la lumière blanche à travers un prisme et en la décomposant ainsi en ses éléments, ou bien en lui faisant traverser des solutions qui absorbent certains rayons : ainsi le bichromate de potassium laisse passer seulement les rayons rouges, oranges et une partie de verts, le chlorure de cuivre additionné d'acide chlorhydrique les rayons verts et vert-bleu ; le sulfate de cuivre ammoniacal les rayons bleus et violets; le bisulfate de quinine tous les rayons sauf les rayons ultraviolets.

Quelques auteurs emploient aussi des verres colorés, rouges, bleus, etc.

Janowski trouve la plus faible action bactéricide dans la moitié gauche, et la plus forte dans la moitié droite du spectre.

Geissler note que toutes les couleurs, excepté le rouge, arrêtent le développement du bacille de la fièvre typhoïde et cette action croît avec l'indice de réfraction des rayons.

Cappelli, au contraire, attribue au rouge une faible

action bactéricide sur le staphylococcus pyogenes aureus et le pyocyanique.

Buchner se sert de plaques d'agar ensemencées avec le bacille typhique et recouvertes de papier noir, dont on a découpé les lettres composant le mot « typhus ». Après une exposition d'une heure à la lumière du soleil, il les met à l'étuve et constate après vingt-quatre heures une riche germination sur la plaque, excepté sur l'espace correspondant aux lettres découpées qui a laissé passer les rayons solaires.

En ce qui concerne les couleurs, il trouve que le rouge, l'orangé et les rayons ultraviolets n'ont aucune influence sur les bactéries, tandis qu'elles sont détruites par les rayons verts, bleus et une partie des violets.

Dieudonné emploie pour ses recherches le bacillus fluorescens, le micrococcus prodigiosus et la lumière d'un arc voltaïque donnant 900 bougies ; après trois heures, les spores mêmes ont été tuées, tandis qu'il fallait onze heures, pour obtenir ce résultat avec une petite lampe électrique à incandescence. La cause de ce phénomène réside dans ce fait que la lampe à arc, dégageant une température de 3600°, produit plus de rayons violets et ultraviolets que la petite lampe à incandescence, qui ne dégage que 1700°.

Et pour prouver que ce sont réellement les rayons ultraviolets qui agissent sur les bactéries, il fait passer la lumière à travers une solution de sulfate de quinine de 1 °/₀, qui absorbe les rayons ultraviolets et constate alors une remarquable diminution du pouvoir bactéricide de la lumière.

Marshall Ward est le premier auteur qui ne se contente pas d'étudier l'action bactéricide de chaque élément du spectre, mais qui veut trouver *le point maximum de cette action*. D'après lui elle commence dans le vert, près du bleu, atteint son maximum dans le bleu, près du violet et diminue dans le violet. Avec la lumière électrique, riche en rayons ultraviolets, le maximum se continue beaucoup du côté de ces rayons.

VALDEMAR BIE, à l'Institut FINSEN de Copenhague, emploie comme source lumineuse un puissant arc voltaïque de 35 ampères et 46 volts, donnant 6000 bougies; il concentre la lumière au moyen d'un système spécial de lentilles, imaginé par FINSEN. Il trouve que tous les rayons, excepté le rouge peut-être, tuent les bactéries. Ce pouvoir bactéricide augmente avec l'indice de réfraction, jusqu'au violet, où il augmente beaucoup; le maximum se trouve donc dans les rayons violets et ultraviolets.

Éliminant les rayons ultraviolets au moyen d'une solution de 1 % de sulfate de quinine et notant par 1 l'effet produit par le spectre entier, les rayons ultraviolets qui passent par le verre (c'est-à-dire les rayons avec une longueur d'onde de 350-300 μμ) produisent un effet égal à 2.

En faisant agir la lumière sur les bactéries à travers du quartz, il constate leur destruction après une minute; employant, au contraire, le verre, il fallait pour cela douze minutes. Donc, dans les conditions où l'auteur fit ses recherches, les rayons qui traversent seulement le quartz (les ultraviolets d'une longueur d'onde de 295-200 μμ) ont une action 12 fois plus intense de ceux qui traversent le verre et qui représentent tout le spectre, depuis les rayons rouges (760 μμ) jusqu'à ceux de 295 μμ.

Saphus Bang étudie les variations de ce maximum et trouve qu'on ne peut pas le représenter par une ligne droite, mais avec deux reliefs, le « maximum interne » et le « maximum externe ». Le maximum externe est au moins 3-400 fois plus efficace du maximum interne et au moins 3-4000 plus efficace que dans le milieu de la partie bleue du spectre.

D'après tout ce qui précède, nous voyons que presque tous les auteurs sont d'accord pour admettre que la lumière, et surtout les rayons ultraviolets, arrêtent le développement et tuent les bactéries. *Quel est le mécanisme de cette destruction ?*

Pour certains auteurs, comme Ledoux-Lebard et Buchner, l'oxygène ne joue aucun rôle dans la destruction des microbes.

Pour d'autres, la présence de l'oxygène est un facteur indispensable à l'action bactéricide de la lumière. Ces auteurs sont plus nombreux des premiers : Downes et Blunt, Duclaux, Roux, Gaillard, Tizzoni et Cattani, Kruse, Dieudonné, Leredde et Pautrier, Hertel. Une partie de ces auteurs (Richardson, Marshall Ward, Dieudonné) attribue une grande importance à la formation de l'eau oxygénée qu'ils ont trouvée dans les milieux de culture avec une réaction très sensible : une solution diluée de sulfate de fer et d'empois ioduré d'amidon frais.

Un troisième groupe (Momont, Kedzior) émet une opinion intermédiaire, en admettant que l'oxygène augmente de beaucoup le pouvoir bactéricide de la lumière, sans être indispensable pourtant, car la lumière peut tuer les bactéries, même dans le vide ou dans un milieu gazeux indifférent.

Valdemar Bie après une longue série d'intéressantes

recherches arrive à conclure que l'action bactéricide
de la lumière ne résulte pas d'une oxydation, l'oxygène
n'étant pas indispensable. Si la lumière contient les
rayons ultraviolets qui ne traversent pas le verre, la
présence de l'oxygène a une influence insignifiante.
L'action bactéricide dépend d'autant plus de la présence
de l'oxygène, que les rayons chimiques sont moins abon-
dants.

Bie admet la formation d'eau oxygénée seulement
dans les milieux qui contiennent des matières organi-
ques azotées; les substances réductives, comme le lac-
tate de sodium, en empêche la formation. Il admet en
outre une action directe de la lumière sur les bactéries,
étant donné que l'action bactéricide s'exerce aussi
dans l'eau distillée, où il ne peut se produire aucune
réaction chimique capable de développer de l'eau
oxygénée.

Après avoir étudié le pouvoir pénétrant des divers
éléments du spectre et leur action bactéricide, réservée pour la plus grande partie aux rayons ultraviolets, voyons *jusqu'à quelle profondeur* ces rayons
ultraviolets peuvent pénétrer dans les tissus. Car, s'ils
pouvaient arriver à une grande profondeur et traverser
le corps entier on pourrait guérir les maladies des
organes internes par la lumière, comme l'espéraient
Gottheil et Franklin.

Freund fit de jolies expériences, employant comme
source lumineuse l'étincelle d'une bobine d'induction
qui éclate entre deux électrodes formées par l'alliage
d'Eder (plomb, zinc et cadmium), et qui donne une
lumière riche en rayons ultraviolets. Il fit passer la
lumière à travers la peau à examiner (l'épiderme qui

recouvre les bulles de pemphigus ou de brûlures, ou les lambeaux de Tiersch) et constata que les rayons d'une longueur d'onde supérieure à 325 µµ étaient absorbés par la peau ; il en résultait donc qu'une partie des rayons ultraviolets, ceux de 400-325 µµ, traversaient une peau de cette épaisseur.

Drossbach détermine spectroscopiquement l'absorption de la lumière par la pellicule d'un œuf de poule et trouva qu'elle commençait à partir de 320 µµ ; il en conclut que les rayons ultraviolets n'exerçaient aucune influence sur les bactéries situées à 0,1 millimètre au-dessous de la surface de la peau.

Les recherches de Jansen sont venues aider à la solution de ce problème. Il se servit de petits lambeaux de peau fraîche, rasée, de souris blanches, cobaye, qu'il mit entre deux lames de quartz, en exerçant une compression suffisante pour tenir la peau dans sa tension normale. Il choisit la peau de différents animaux et de cadavres et les superposa de manière à obtenir des couches d'une grosseur allant de 0,1 jusqu'à 2 millimètres. Il employait la lumière d'une lampe Finsen avec un arc de 70 ampères et 50 volts et un tube concentrateur Finsen. Par un dispositif spécial il refroidissait la peau. Immédiatement sous la peau il mettait une plaque de quartz portant une goutte séchée d'une culture de prodigiosus. Après l'expérience il mettait la plaque avec la culture dans une boîte de Petri et versait au-dessus une goutte d'agar frais.

Voici le résultat de ses recherches : « La lumière électrique concentrée peut (dans les conditions de l'expérience) exercer une action bactéricide jusqu'à une profondeur de 1 mm. 5, et exercer une action atténuante jusqu'à 4 millimètres. Cette action est due aux rayons ultraviolets internes (de 406-322 $\mu\mu$) et bleus-violets, tandis que les rayons ultraviolets externes (d'une longueur d'onde inférieure à 322 $\mu\mu$) n'ont directement presque aucune action bactéricide. »

C'est partant de cette conception de l'action bactéricide de la lumière, que FINSEN inventa sa méthode photothérapique, puisqu'il voulait tuer par la lumière les agents qui provoquent les diverses maladies de la peau et spécialement du lupus, l'une des plus rebelles et des plus graves.

Mais une étude plus approfondie du **mécanisme intime de la réaction** provoquée par une application de lumière a conduit la plupart des auteurs à attribuer la guérison du lupus au procès inflammatoire et à l'hyperémie et à n'accorder que peu d'importance à la destruction directe des bacilles ; beaucoup d'auteurs la nient complètement.

Afin d'élucider la question par voie expérimentale, NAGELSCHMIDT introduit une culture virulente de bacilles tuberculeux dans la peau d'un cobaye, par des scarifications. Après dix-huit jours, apparaît une évidente infiltration tuberculeuse de la peau ; il y applique alors pendant une heure la lumière électrique concentrée d'une lampe de 80 ampères. Il excise immédiatement la peau éclairée, avant que la réaction inflammatoire puisse se produire, et la fait macérer dans du bouillon avec lequel il fait des inoculations intrapéritonéales à des cobayes. De 9 cobayes inoculés de cette manière avec du tissu tuberculeux un seul prit la tuberculose (urogénitale), tandis que les huit autres ne présentèrent aucun accident. La durée de l'observation fut de sept à quatorze semaines.

Tous les animaux témoins (30) inoculés avec le même matériel tuberculeux, mais pas exposé à la lumière, furent plus ou moins atteints de tuberculose.

NAGELSCHMIDT se basant sur ces recherches, crut pouvoir démontrer que l'effet curatif de la lumière est dû exclusivement à son action bactéricide et que la réaction inflammatoire ne servait qu'à la résorption des cellules de lupus.

KLINGMULLER et HALBERSTÆDTER afin de contrôler les résultats obtenus par NAGELSCHMIDT répètent exactement l'expérience faite par lui ; ils vaccinent en outre des cobayes avec des fragments du lupus enlevés immédiatement après l'application ; ils obtiennent toujours un résultat négatif.

FRANK SCHULZ ne réussit même pas à produire la tuberculose cutanée chez les cobayes par des scarifications. Il modifie ensuite le procédé de NAGELSCHMIDT et injecte dans l'oreille d'un jeune lapin une goutte d'une dilution virulente de bacilles tuberculeux. Après une application de soixante-quinze à quatre-vingt-dix minutes, il enlève le centre de la partie exposée et l'injecte dans le péritoine d'un cobaye.

Pour éviter l'objection qu'on pourrait lui faire, que pendant l'application, ou immédiatement après, des bacilles tuberculeux ont pénétré dans la portion enlevée, SCHULZ fait une autre série d'expériences. Il enlève le morceau immédiatement après avoir fait l'inoculation, l'expose à la lumière FINSEN et implante ensuite la partie centrale du morceau dans le péritoine d'un cobaye ; de cette manière il veut voir aussi s'il y a quelque différence entre les tissus vifs et morts. Dans tous les animaux inoculés s'est manifestée la tuberculose après quatre à six semaines.

SCHOLTZ, au lieu d'attribuer l'efficacité du traitement FINSEN à une réaction provoquée par les rayons chimiques qui pénètrent dans les tissus, ou bien à une action bactéricide exercée par ces mêmes rayons, l'attribue au contraire aux *rayons caloriques,* sinon complètement, au moins dans une grande partie.

En effet la lumière au moment où elle sort du condensateur FINSEN, contient beaucoup de rayons caloriques, tel qu'un thermomètre noirci placé dans le foyer monte jusqu'à 196°. En faisant passer la lumière à travers une solution de sulfate de cuivre à 2 % qui absorbe les rayons caloriques, le thermomètre descend immédiatement à 55°. Cela signifie que la chaleur ne se transmet pas par contact, mais sous la forme de rayons, lesquels, selon SCHOLTZ, agissent seulement sur le point où ils sont absorbés. Il prouve ce fait en mettant dans le foyer une feuille de papier blanc ; elle est à peine brûlée ; une feuille jaune clair ou rouge brûle plus vite, tandis qu'une feuille noire (qui absorbe tous les rayons caloriques) est brûlée immédiatement.

Pour prouver que le compresseur de FINSEN ne refroidit que les couches superficielles de la peau, et qu'il laisse passer les rayons caloriques qui agissent dans la profondeur, SCHOLTZ fait les deux expériences suivantes :

Il expose des boîtes de PETRI, avec de l'agar coloré au bleu de méthylène, à la lumière d'une lampe TRIPLET (qui aurait selon lui la même intensité que celle de FINSEN), en filtrant la lumière à travers une couche de 1 centimètre d'une solution de monochromate de potassium de 1/4 °/₀, absorbant les rayons chimiques ; il emploie en même temps un compresseur pour refroidir la boîte. Scholtz constate qu'après une application d'une certaine durée, presque tout l'agar est liquéfié et qu'il n'en reste qu'une mince couche adhérente à la paroi sur laquelle a été appliqué le compresseur.

La seconde expérience est plus intéressante. Scholtz fait agir sur son avant-bras, pendant vingt minutes, la lumière d'une lampe Finsen, avec le compresseur : d'abord sans filtre, puis avec un filtre jaune clair et un filtre bleu. Dans le premier cas il obtient un érythème après vingt-quatre heures, tandis qu'il n'y a rien dans les deuxième et troisième cas. Il répète la même expérience en mettant entre son avant-bras et le compresseur un lambeau de peau de cobaye. Pour obtenir le même érythème, il faut maintenant au lieu de vingt minutes, seulement cinq, dix ou quinze minutes. En opérant sans filtre et avec un filtre jaune, il obtient de grandes vésicules avec la formation d'eschares ; avec le filtre bleu il n'obtient aucune réaction, ou à peine un léger érythème après une application de vingt minutes.

En mettant au lieu d'une peau, l'épaisseur de deux, trois et même quatre, le résultat est le même. Ce qui prouverait, d'après l'auteur, que les rayons caloriques peuvent passer à travers quatre épaisseurs de peau et exercer encore une forte action en peu de temps, tandis que les rayons bleus, soi-disant chimiques, n'exercent plus aucune influence s'ils traversent une très mince couche de peau.

Pourquoi alors, demande Scholtz, n'avons-nous pas une forte réaction après une application de vingt minutes de l'appareil FINSEN, tandis que dans son expérience cette réaction est tellement intense ? C'est parce que, d'après lui, le compresseur refroidit les couches superficielles et la chaleur agit sur le tissu sous-cutané conjonctif lâche, qui est pauvre en cellules, absorbe peu de chaleur et est en conséquence moins sensible que l'épiderme, qui est riche de cellules et pigment. La réaction est donc en ce cas faible et se manifeste peu à la surface. Quand, au contraire, il y a sous la peau une néoformation de cellules, avec des amas pathologiques, plus colorés et qui absorbent plus de chaleur, comme c'est le cas pour les nodules bruns de lupus, alors les rayons caloriques agissent avec plus d'intensité, et d'une manière élective sur les cellules pathologiques.

Dans le même ordre d'idées, FREUND est d'avis de combiner l'action des rayons chimiques avec celle des caloriques et de refroidir la peau seulement autant qu'il est absolument nécessaire.

BANG, de même, considérant le fait que les microbes sont plus facilement tués à la température de 45°, soutient qu'il faut ne refroidir que légèrement la peau, juste assez pour ne pas la brûler.

FRANK SCHULZ fit à la clinique de Berne des expériences pour contrôler la théorie de SCHOLTZ. Il réunit quatre oreilles de lapins : sur la première, il applique un compresseur Finsen et derrière la dernière un thermomètre aplati. Il les expose à la lumière Finsen et constate que le thermomètre monte en cinq minutes de 15° à 29°, et il se maintient entre 29° et 30° pendant dixneuf minutes. La température du cône de lumière dans ce point était de 103°

Schulz répète aussi la seconde expérience de Scholtz. Il met entre son avant-bras et le compresseur l'oreille rasée d'un lapin vivant et fait arriver dessus pendant vingt minutes la lumière de l'appareil Finsen, passée à travers un filtre jaune de monochromate de potassium de 5 %. Il obtient un résultat négatif, c'est-à-dire qu'il ne se manifeste aucune réaction.

Wichmann n'attribue aucune action aux rayons caloriques et démontre que l'appareil Finsen a une action d'autant plus énergique, que les tissus sont plus refroidis, même après passage par un filtre qui absorbe les rayons caloriques.

Jansen fit dans l'Institut Finsen de Copenhague d'importantes recherches qui infirment complètement l'hypothèse de Scholtz et qui ne laissent plus aucun doute sur l'inefficacité des rayons caloriques dans le traitement par la méthode de Finsen.

Il commence par relever le côté faible des expériences de Scholtz, qui sont faites dans des conditions différentes de celles qui se présentent en réalité. L'agar est un milieu transparent et les rayons lumineux le traversent sans subir de réfraction; la peau, au contraire, n'étant pas transparente (elle peut être plutôt comparée à un verre opaque) la lumière ne la traverse pas sans réfraction; du point où elle frappe la peau, la lumière se diffuse dans les tissus sous-jacents. Jansen fait remarquer en outre que la peau n'est pas bleue, comme l'agar dans l'expérience de Scholtz, et que si l'agar était blanc il ne fonderait pas.

La seconde expérience fut répétée par Jansen en employant trois épaisseurs de peaux; il n'éprouva aucune sensation de chaleur; la réaction ne se manifesta pas même en employant le filtre jaune, et en faisant agir directement la lumière, sans aucun filtre.

Pour donner une base scientifique à son travail, il étudie la température dans les tissus soumis à l'application de la lumière Finsen. Cette question est d'une grande importance, vu le fait qu'une température de 48°-49° est en état de produire une inflammation.

JANSEN se sert pour cela d'un cobaye blanc, dont il rase la région fessière et lui introduit sous la peau, à une profondeur de 5 millimètres, un très fin thermomètre à mercure; après peu de minutes celui-ci monte à 35°. Faisant tomber la lumière d'un appareil Finsen dans la direction du réservoir du thermomètre, celui-ci ne marque que 34°-35°, le plus souvent reste au-dessous de 34°. Laissant le compresseur, sans y faire agir la lumière, le thermomètre indique 32°.

Mais afin d'éviter l'opération nécessaire à l'introduction du thermomètre et le refroidissement possible des tissus, JANSEN emploie des aiguilles thermiques, plus sensibles qu'un thermomètre à mercure. Avec ces aiguilles il mesure la température, dont le maximum est de 40° et qui ne peut donc exercer aucune influence sur les bactéries et sur les tissus.

En filtrant la lumière à travers une solution de monochromate de potassium, qui absorbe les rayons chimiques, on n'obtient aucune trace d'altération ni à la surface ni dans la profondeur des tissus, malgré la haute température de la lumière qui peut varier de 196 à 168°.

Nous pouvons donc conclure que les rayons caloriques, même s'ils pénètrent dans les tissus, n'y exercent aucune influence. *Ce ne sont que les rayons chi-*

miques qui ont la propriété de provoquer la réaction inflammatoire, qui conduit à la guérison du lupus.

En effet, après que la réaction est complètement disparue, le nodule lupeux est assez souvent détruit; souvent aussi pourtant il faut **répéter l'application.** Ceci montre quelle importance il y a pour la réussite du traitement à observer continuellement le malade afin de recommencer le traitement dès qu'on voit une ébauche de récidive. En moyenne on peut dire qu'après trois ou quatre semaines il faut contrôler la marche de la guérison et qu'en tout cas dans la première année on ne doit jamais laisser la malade plus de quatre semaines sans surveillance.

En ce qui concerne le **nombre des applications nécessaires à la guérison du lupus,** FINSEN ET FORCHAMMER donnent la moyenne de 40 applications pour une surface de 10 centimètres carrés et de 70 pour une surface de 50 centimètres carrés. Pour les formes plus étendues il serait nécessaire de faire **140-200** applications.

Tous ces chiffres qui ne se rapportent qu'aux cas de guérison sont naturellement très approximatifs pour les formes très vastes, qui guérissent difficilement et souvent après un très grand nombre d'applications.

Nous devons toutefois faire remarquer que le nombre d'applications n'est pas le même que le nombre des jours de traitement ; on peut en effet faire facilement dans un même jour deux ou trois applications sur des différents points, et gagner de cette manière beaucoup de temps.

Quand on a à traiter un lupus étendu en surface, ce qui arrive presque toujours, on doit commencer les applications à la périphérie, comprenant aussi une partie de la peau saine pour empêcher la propagation périphérique.

Quand les parties malades se trouvent près des muqueuses : nez, conjonctives, lèvres, cartilage de l'oreille, on donne la préférence à ces régions et on arrive graduellement à la partie centrale.

On doit faire les applications de manière que les cercles se recouvrent d'un tiers, autrement il reste des espaces non traités, qui peuvent contenir des nodules et qui échappent ainsi au traitement.

Après un traitement de plusieurs mois, il se manifeste insensiblement une modification dans la partie malade, qui devient rouge et sensible à l'application et donne une réaction précoce. Quand cette réaction se manifeste sur une certaine intensité, cela signifie que le moment est venu d'interrompre momentanément le traitement (H.-E. Schmidt).

Quant au **résultat esthétique du traitement** il est excellent ; même dans les formes les plus vastes et plus déformantes, on trouve toujours assez de tissu sain, qui puisse être incité à une vie nouvelle et qui donne une cicatrice d'un blanc bleuâtre, délicate, élastique.

Cette action élective du traitement sur les tissus malades et la belle cicatrice qu'il laisse, constituent un des plus grands avantages de la photothérapie.

RESULTATS DU TRAITEMENT PAR LA PHOTOTHÉRAPIE

Presque tous les instituts photothérapiques publient les statistiques des cas traités et guéris. Nous ne citerons que celle de l'Institut Finsen de Copenhague, qui compte le plus grand nombre des cas et qui sert de modèle à tous les autres instituts photothérapiques.

Sur 804 malades, dont la durée moyenne de la maladie a été de 11 ans furent :

I. — Guéris		412
a) Exempts de récidive après 2-6 ans. . .	124	
b) Exempts de récidive après une durée d'observation inférieure à 2 ans.	288	
II. — Presque guéris (ne présentant que des reliquats insignifiants de la maladie) . . .		192
III. — En traitement		117
a) Remarquablement améliorés ou partiellement guéris.	91	
b) Peu ou temporairement améliorés . . .	26	
IV. — Traitement interrompu		83
a) Résultat négatif	16	
b) Morts (31) ou atteints d'autres maladies graves (13)	44	
c) Diverses raisons (pas revenus à l'hôpital, etc.)..	23	
		804

De ce chiffre (804) il faut déduire les groupes IV *b*) et *c*), soit 67 cas.

Des 737 cas restants sont défavorables les groupes III *b*) et IV *a*) soit 42 cas = 6 %.

Tous les autres 695 malades = 91 % ont été favorablement influencés.

Au premier abord on pourrait être frappé par ce fait que tous les malades ne sont pas guéris par la méthode de FINSEN, ce qui pourrait être un argument contre cette méthode.

Avant de discuter les conclusions qu'on peut déduire, nous devons préciser qu'un lupus est considéré comme guéri quand on ne voit aucun tubercule à la plus forte compression de la peau avec une spatule en verre.

D'après Schmidt les noyaux de lupus profonds n'ont pas, dans la peau cicatrisée, leur aspect caractéristique, transparent, couleur de miel, mais une forte coloration bleu foncé ; à mesure que l'infiltration arrive à la surface, elle prend peu à peu la couleur jaune brun caractéristique.

Moeller, injecte un demi-milligramme de l'ancienne tuberculine Merck, et considère le lupus comme guéri quand à la pression il n'aperçoit aucune trace de nodule.

Examinons maintenant un peu de plus près les résultats de la statistique. Si elle nous donne le nombre précis des cas soumis au traitement, elle ne mentionne ni *la variété, ni la gravité, ni l'extension* de la maladie, qui influent énormément sur le résultat définitif du traitement. En effet les cas les plus légers sont traités de la même manière que les formes les plus graves, les plus déformantes et c'est tout naturel que les résultats diffèrent d'un cas à l'autre.

L'ancienneté de la maladie influe sur le résultat du traitement, et c'est plutôt à cause de l'extension qu'elle peut prendre ; car un lupus étendu demande plus de temps pour son traitement et sa guérison est plus difficile à obtenir. Mais à part l'extension un lupus récent guérit plus vite qu'un lupus ancien, même si ce dernier est petit comme le fait remarquer Finsen, qui a certainement la plus grande compétence en la matière. Dans la statistique de Finsen les lupus les plus petits guérissent en proportion de 73 %, tandis que dans les formes très vastes on a seulement 23 % de guérison.

Mais non seulement l'ancienneté et la gravité de la maladie influent sur le résultat du traitement, mais aussi les *traitements que les malades ont subis avant* de se soumettre à la méthode de FINSEN. On sait, en effet, que certaines méthodes, très en vogue auparavant, et qui sont encore aujourd'hui employées par beaucoup de dermatologistes, comme les scarifications, l'emploi des caustiques, etc., produisent de grosses cicatrices dures, qui opposent une énorme résistance au passage des rayons curatifs.

L'*intensité de la lumière,* et le *soin qu'on met dans l'application de la méthode* jouent aussi un grand rôle. Ainsi une technique minutieuse, la propreté de l'appareil et du malade, le choix du lieu où l'on commence les applications et l'ordre dans lequel elles se suivent, le décours aseptique de la réaction sont autant de petits détails qui influent sur la guérison et dont il faut tenir compte quand on veut juger la valeur de la méthode d'après la statistique.

On ne doit pas oublier non plus que le lupus est une maladie tuberculeuse et qu'en conséquence les diverses manifestations de la tuberculose ne sont pas rares chez ceux qui en sont atteints : (16 % de tuberculose pulmonaire, d'après FINSEN et FORCHHAMMER.) Et même sans manifestations évidentes, l'individu atteint de lupus a très souvent son organisme affaibli et on comprend *l'importance de cet état général* sur le résultat du traitement. Celui-ci, d'après FINSEN, agit sur les tissus, en les incitant à une vie nouvelle. Plus la vitalité de chaque tissu et de l'organisme entier sera grande, plus rapide et plus complète sera la guérison.

Un des facteurs les plus importants, sinon le princi-pal, c'est *la participation des muqueuses* au processus tuberculeux et ici nous touchons, malheureusement, au point faible de la méthode de FINSEN. Cette complication est très fréquente, en proportion de 72°/₀ dans la statis-tique de FINSEN et FORCHHAMMER, guérit difficilement, retarde la guérison du lupus cutané, lui donne des poussées et provoque continuellement de nouvelles érup-

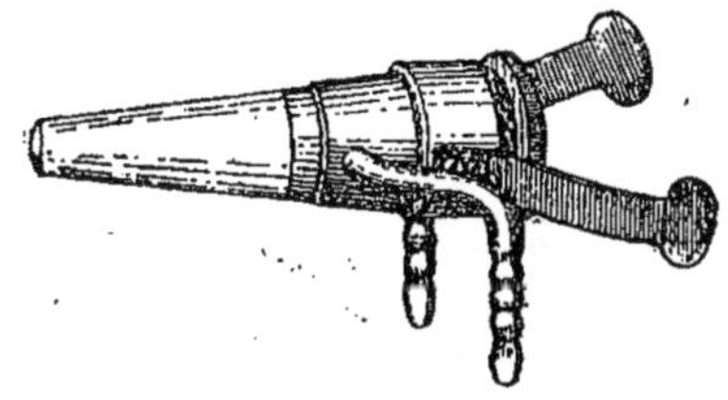

FIG. 9. — Compresseur conique d'après Leredde et Pautrier.

tions sur la peau. Sur certaines muqueuses, ou pour mieux dire, sur certaines parties des muqueuses, on peut faire, jusqu'à un certain point la compression, qui est indispensable pour l'application de FINSEN : ainsi sur les lèvres, le bord inférieur des ailes du nez, la partie antérieure des gencives. Beaucoup plus difficile sinon presque impossible, est la compression de la langue et du palais : absolument impossible celle du pharynx et des cavités nasales. Certains auteurs, comme LEREDDE et PAUTRIER, STREBEL, ont inventé de divers pe-tits appareils qu'on peut introduire dans les cavités pour y porter la lumière et y exercer une compression suffisante.

Voici la description des deux modèles de compres-seurs recommandés par LEREDDE et PAUTRIER (fig. 9, 10) :

« L'un des deux modèles, le compresseur conique, se compose d'une chambre à eau de forme conique, dont les parois sont métalliques, et à laquelle sont adaptés deux tubes : l'un pour l'arrivée, l'autre pour la sortie

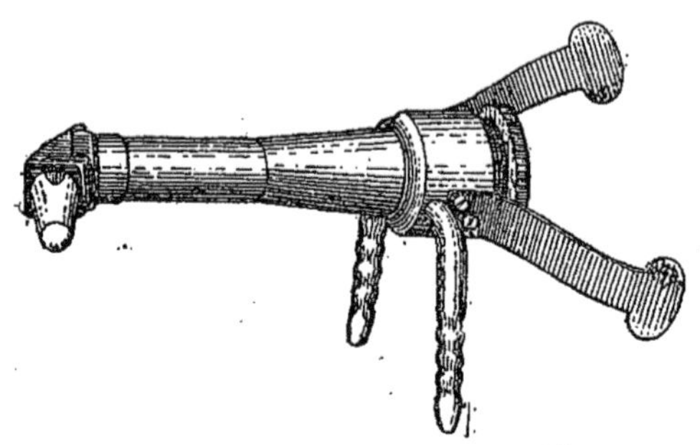

Fig. 10. — Compresseur coudé.

de l'eau et munie à sa partie antérieure d'un cône de quartz de quatre centimètres et demi de longueur. Ce cône de quartz est taillé perpendiculairement à l'axe optique du cristal, pour éviter la double réfraction, de façon que la lumière le traverse dans toute sa longueur sans perte de rayons, et se dégage uniquement par son extrémité. Cette extrémité est arrondie et légèrement bombée; elle mesure un centimètre de diamètre. Nous avons également fait construire un second compresseur semblable à celui-ci, mais dont l'extrémité du cône de quartz n'a que six millimètres de diamètre et peut ainsi permettre d'aborder les plus petits recoins des replis naso-géniens ou de l'angle oculo-nasal.

Le second compresseur que nous avons fait construire ou compresseur coudé est destiné à permettre d'aborder les lésions des muqueuses : entrée des fosses nasales, muqueuse de la cavité buccale. Il comprend toujours une chambre à eau avec deux tubes métalliques pour la circulation de l'eau; mais ici la chambre se continue par un tube métallique de huit centimètres de long, qui permet d'aborder des lésions siégeant profondément dans la bouche; à l'extrémité de ce tube se visse à angle droit un petit cône de quartz, taillé en biseau suivant sa grande extrémité; la surface de section est argentée et sert ainsi de miroir réfléchissant complètement les rayons. »

Ces appareils, malgré leurs avantages, ne sont pas entrés dans la pratique courante. Il suffit, en effet, de penser à la quantité de plis et anfractuosités de la cavité buccale et plus encore de la cavité nasale, où une compression efficace est impossible.

A ces formes de lupus des muqueuses, aux formes cutanées très vastes avec du tissu cicatriciel, dans lesquelles la méthode de FINSEN n'est pas efficace, car elle n'est pas en état de les guérir, nous devons ajouter la forme appelée *lupus vorax*, où nous sommes impuissants à arrêter la progression rapide de la maladie.

Un autre facteur qui a aussi une influence sur le résultat du traitement, c'est *le degré de pigmentation de la peau*. UNNA a formulé le premier l'hypothèse que le pigment exerce une action défensive de la peau contre l'excès de lumière solaire. C'est pourquoi, d'après FINSEN, les habitants des pays tropicaux présentent une coloration noire sur toute la peau, sauf sur la paume des mains et la plante des pieds où l'épiderme est tellement épais qu'il suffit pour empêcher la pénétration des rayons solaires.

FINSEN a démontré expérimentalement la relation qui existe entre la lumière et le pigment. Il trace sur son avant-bras une ligne avec de l'encre de Chine et l'expose pendant trois heures à une lumière solaire intense. Il enlève après l'encre et constate alors que la peau recouverte est restée normale, tandis que les deux côtés de la raie sont devenus rouges ; sur eux se manifeste ensuite un érythème intense qui dure plusieurs jours et qui laisse à sa suite une forte pigmentation.

Il expose de nouveau le même avant-bras au soleil, sans le recouvrir d'encre : la raie, qui dans la première expérience était recouverte d'encre, est cette fois-ci le siège de l'érythème, tandis que les parties voisines restent indemnes.

Busk a mesuré le temps nécessaire pour produire une réaction sur diverses parties du corps ; il a montré qu'en général pour les parties habituellement recouvertes par les vêtements la durée de l'application devait être plus courte que pour celles ordinairement à découvert, plus pigmentées généralement que le reste du corps. Sur une tache de vitiligo pour obtenir la réaction il lui suffit d'une application beaucoup plus brève que sur les parties avoisinantes ; et fait remarquable, noté par Busk, la réaction ne laisse à sa suite aucune pigmentation sur le vitiligo.

Malheureusement, comme on le voit, la méthode de Finsen n'est pas toujours efficace, elle laisse persister des cas incurables, et nécessite souvent un traitement prolongé. On lui a reproché surtout en général cette longue durée du traitement et aussi son prix de revient élevé.

En ce qui concerne *la durée du traitement* nous devons faire une distinction, d'après Finsen, entre le temps total depuis le commencement du traitement jusqu'à la guérison et le nombre des applications.

La durée totale dépend de la présence ou de l'absence de complications, spécialement du côté des muqueuses, de l'état général du malade, des conditions hygiéniques où il vit. Elle dépend surtout du nombre des traitements successifs au premier traitement principal, qui peuvent s'étendre pendant plusieurs années, en nécessitant chaque fois quelques applications, parfois peu nombreuses, pour détruire les nodules qui se manifestent et les empêcher de se propager. Sur 800 cas traités par FINSEN, 136 guérirent définitivement après la première cure. Souvent la durée du traitement est prolongée du fait de la négligence des malades qui ne se représentent pas à temps à la visite et permettent ainsi l'extension des nouveaux tubercules, ce qui nécessite naturellement un nombre plus grand d'applications.

C'est pourquoi on a pris l'habitude dans l'Institut Finsen, et dans d'autres ensuite, de tenir en observation pendant un temps assez long les malades qui habitent loin, ce qui est plus sûr et plus économique pour le malade.

Quant au nombre des applications il dépend, comme nous l'avons déjà dit, de l'extension de la maladie et de la profondeur des lésions.

Pour donner une idée de ce que peut durer le traitement photothérapique d'un lupus de moyenne extension, nous citerons la statistique présentée par FINSEN au Congrès international de Paris en 1900. Elle montre que la durée totale du traitement peut être approximativement fixée à quatre mois et demi pour la première période de traitement, qui est le traitement principal. Les malades doivent être tenus en observation pendant un an ou deux. Pendant cette période d'observation, la cure secondaire, nécessaire pour empêcher une récidive possible sur certains points, comprend en moyenne deux à trois semaines. Ce qui fait en moyenne un traitement effectif de six mois pour chaque malade.

Voyons maintenant le temps nécessaire pour arriver, nous ne disons pas à une guérison complète, mais du moins à une amélioration notable, avec les autres méthodes de traitement. Nous devons dès maintenant mettre à part le *traitement chirurgical* d'après la méthode de Lang, qui assez souvent guérit le lupus en très peu de temps. Mais c'est une méthode qui a ses indications spéciales qui en limitent l'emploi ; elle ne peut être que difficilement pratiquée sur le visage et plus encore sur les paupières, le nez et les oreilles ; elle demande l'anesthésie générale et une technique difficile, à laquelle ne peuvent prétendre tous les dermatologistes, auxquels est confié le traitement du lupus.

LEREDDE et PAUTRIER, dans une statistique de 43 malades, traités par les méthodes employées avant l'introduction de la photothérapie, étudient soigneusement le genre de ce traitement et sa durée. La plupart des cas sont plus vieux de dix ans, parmi lesquels neuf sont plus vieux de vingt-cinq ans. Voici comment ils commentent le résultat de leur statistique :

« Chez tous ces malades, beaucoup ne s'étaient pas soignés d'une façon constante depuis le début de leurs lésions ; souvent après avoir essayé une méthode sans en obtenir de résultat, ils restaient plusieurs années découragés avant de recourir à une méthode nouvelle ; souvent une amélioration momentanée était obtenue ou une pseudo-guérison qui leur permettait un repos plus ou moins prolongé, à la suite duquel une nouvelle poussée des lésions les obligeait à reprendre leur traitement. Il est donc impossible de préciser exactement la durée de traitement effectif subie par ces malades. Mais si l'on veut bien réfléchir qu'il faut multiplier par huit ou quinze jours, parfois par trois semaines d'intervalle entre chaque séance, le nombre de cautérisations, de scarifications, d'applications de caustiques que nous venons de rapporter (presque 3.000), on voit que l'ensemble fait un chiffre considérable d'années de traitement, et l'on comprendra que nous puissions retourner l'accusation de « traitement lent et de longue durée » contre les partisans des anciennes méthodes qui adressent ce reproche à la photothérapie. »

Quant à *la dépense* nécessitée par la photothérapie, aucune n'est trop grande quand il s'agit de conserver à la société des membres valides qui non seulement ne seront plus à la charge des autres, mais pourront travailler, gagner leur existence tout en contribuant à augmenter la richesse nationale. La photothérapie est la seule méthode capable de ressusciter à une vie nouvelle un membre devenu inutile et condamné à vivre à la charge des autres, et cela n'est certes pas un des moindres avantages de la méthode de Finsen.

A première vue il paraît en effet, comme l'observe M. Pellizzari, que les anciennes méthodes soient de beaucoup plus économiques, en effet une scarification, un grattage à la curette, une cautérisation, faits à la consultation d'une clinique ou d'un hôpital ne coûtent rien. Mais en dernière analyse combien y a-t-il

de cas guéris ainsi et combien au contraire n'y en a-
t-il pas qui réclament des années et des années de traitement, nombre de consultations privées, de médicaments
locaux et généraux (souvent assez chers), enfin de jour-
nées d'hôpital ? Sans compter le dommage économique
indirect pour tant de semaines et tant de mois pendant
lesquels les malades ne travaillent et en conséquence
ne produisent pas !

Un autre avantage, dont nous avons déjà parlé à
propos de l'action des rayons Finsen sur les tissus malades, c'est la *beauté et la souplesse de la cicatrice*. Cela
s'explique très bien si l'on se rappelle que les rayons
ultra-violets ont une action élective sur les éléments
malades, n'attaquent pas les tissus sains environnants
et surtout amènent une néoformation abondante des
fibres élastiques.

Ce résultat idéal au point de vue esthétique, est
très rarement troublé par l'apparition à la périphérie
de la cicatrice d'une pigmentation plus ou moins per-
sistante. Exceptionnellement aussi la cicatrice se transforme en chéloïde, dû la plupart du temps à une pré-
disposition du malade.

Mais le principal avantage de la photothérapie n'est
pas seulement de donner un résultat esthétique, mais
d'amener *une guérison complète*, ce qui est plus important. Les récidives sont presque toujours dues aux
malades eux-mêmes qui manquent de persévérance,
ou n'ont pas les moyens de continuer régulièrement
le traitement pendant longtemps, sans interruption.
Beaucoup d'autres, se croyant définitivement guéris
négligent de se soumettre au bout d'un certain temps
à la visite de contrôle, alors que dans une seule séance

il serait facile de détruire quelque rare nodule nouvellement apparu et d'empêcher la production d'une récidive qui aurait tendance à se propager.

Ajoutons que la photothérapie est *indolore* et sans aucun danger pour le malade ou pour l'infirmier. Elle n'est pas du tout douloureuse, à tel point que quelquefois le malade s'endort durant l'application.

En résumé *on peut conclure* que la photothérapie représente le plus grand progrès fait dans le traitement du lupus, parce qu'elle nous donne un moyen sûr, esthétique, indolore et sans danger de guérir même les formes graves de lupus, inguérissables par les anciennes méthodes.

Nous ne voulons pas dire pour cela que la photothérapie représente la méthode idéale de traitement du lupus (il existe certaines formes rebelles même à la phototérapie), ni qu'elle rende inutiles d'autres méthodes, comme le traitememt chirurgical, la scarification, l'emploi de l'acide pyrogallique, qui peuvent guérir certaines formes de lupus, où le résultat esthétique a moins d'inportance, comme le lupus du tronc ou des membres.

Mais pour juger de la valeur de la méthode il ne faut pas tenir compte, comme remarque justement FINSEN, des cas anciens négligés, mal traités et très étendus. Relevons seulement que la photothérapie guérit rapidement et complètement les petits lupus et souhaitons que la maladie soit reconnue immédiatement, dès son apparition même par les médecins non spécialistes; alors il suffit d'un petit nombre d'applications pour guérir le lupus et l'empêcher de prendre une gravité rendant problématique le résultat du traitement. Dès lors il n'y aura plus de formes rebelles et le lupus deviendra une maladie plus bénigne et plus facilement curable.

INDICATIONS DE LA PHOTOTHERAPIE
D'APRÈS LA FORME, LA LOCALISATION ET LE SIÈGE DU LUPUS

La photothérapie est sans doute le moyen souverain pour le traitement des *petits lupus de la face*, ne dépassant pas ou de très peu le niveau de la peau.

Les lupus de la face ou des mains n'ayant pas encore été traités par une autre méthode sont certainement les cas les plus favorables.

Quand le lupus dépasse le niveau de la peau et devient *verruqueux*, il faut enlever avant tout la grosse couche cornée, qui empêche la pénétration des rayons lumineux. La pommade à l'acide salicylique ou à l'acide pyrogallique, l'emploi des rayons de Rœntgen, suffisent presque toujours pour niveler la peau de manière qu'on puisse y exercer une compression suffisante.

Dans les formes très étendues de lupus de la face, la photothérapie est toujours préférable, même si les muqueuses sont en même temps malades, complication malheureusement fréquente rendant problématique le résultat du traitement. Nous employons dans ces cas la photothérapie, parce qu'elle n'est pas douloureuse et donne des résultats esthétiques supérieurs.

Dans les formes de *lupus exubérant et ulcéré*, de même que dans les scrofulodermes (gommes scrofulo-tuberculeuses) avant de commencer le traitement phototérapique, il faut faire des applications de rayons Rœntgen pour niveler et épithéliser les surfaces ; la compression devient alors facile et n'est point douloureuse. Plusieurs fois nous avons eu l'occasion de voir des cas de scrofulodermes où après quelques applications de rayons de Rœntgen, l'ulcération était presque cicatrisée et le ganglion est sorti spontanément par la petite ouverture comme exprimé (énucléé).

Dans le *lupus du tronc et des extrémités*, on fera de préférence l'excision, le grattage à la curette ou bien on appliquera une pommade à l'acide pyrogallique d'après la méthode de Veiel : On commence par une pommade de 10 % pendant plusieurs jours consécutifs pour exercer une action énergique ; après quoi on passe à la pommade de 5 %, de 2 % et progressivement à des doses plus faibles, jusqu'à 1/10 % et on continue ainsi jusqu'à la guérison complète.

Le **lupus des muqueuses** représente malheureusement une grande lacune de la photothérapie, parce qu'il est difficile d'y exercer une compression efficace. On a inventé à cet effet des prismes et cylindres de quartz qu'on peut introduire dans les cavités pour comprimer et refroidir la muqueuse. Un des meilleurs modèles du genre est le compresseur que nous avons déjà décrit de LEREDDE ET PAUTRIER.

On ne doit pas se faire trop d'illusions sur l'efficacité de ces compresseurs et se rappeler que quoique assez petits, ils ne peuvent jamais arriver dans tous les plis que présentent la muqueuse buccale et surtout la muqueuse nasale.

C'est pourquoi on est toujours obligé de se servir dans le **lupus du nez** des moyens chimiques, comme l'acide lactique, le sublimé de 1 °/₀₀ dans lequel on trempe des bandelettes de gaze au moyen desquelles on fait chaque soir un tamponnement nasal (Jadassohn). L'acide pyrogallique de 10-20 °/₀ a donné aussi de bons résultats (WITTMAACK),

Beaucoup d'auteurs préfèrent le grattage avec la curette de Volkmann qui enlève facilement le tissu lupique ramolli, tout en respectant les tissus voisins sains : on fait suivre ce curettage d'une cautérisation au thermo ou galvano-cautère ou d'une électrolyse. Des récidives se produisent assez souvent après ce traitement, car il est difficile de détruire tout le tissu malade.

Quand la lésion n'est pas trop profonde il est préférable d'employer les rayons Rœntgen.

Dans les cas où la lésion est très profonde et étendue sur toute la muqueuse, pour pouvoir faire le curettage, il est nécessaire de recourir à une opération chirurgicale, d'après la méthode de Rouge : Elle consiste essentiellement à décoller la lèvre supérieure du maxillaire par une incision faite au fond du sillon gingivo-labial, à poursuivre le décollement jusqu'à l'épine nasale antérieure que l'on sectionne avec les cartilages de la cloison et des narines. On rabat le volet labio-nasal vers le front et la cavité nasale s'offre béante. Les suites opératoires sont en général bénignes.

Dans le **lupus des gencives** on fait, après cocaïnisation, des pointes de feu avec le galvanocautère, suivies assez souvent, d'une application de rayons de Finsen.

Dans le **lupus des lèvres**, on détruit les nodules profonds isolés par le galvanocautère. En cas d'hypertrophie avec ulcérations profondes ou infiltration, on fait un curettage suivi d'une cautérisation au thermo.

Dans le **lupus du palais**, soit du voile soit de la portion osseuse on emploie les rayons Rœntgen, qu'on projette sur la partie malade à travers un tube de verrre à base de plomb, qu'on introduit dans la bouche. On peut employer aussi la cautérisation par les moyens physiques et chimiques.

De même les rayons Rœntgen auraient une action favorable sur le **lupus du pharynx**, on pourrait employer mais, avec moins d'avantages, le râclage à la curette ou bien le thermocautère ou galvanocautère. BULL a employé avec succès l'acide lactique.

Le **lupus de la conjonctive** a été étudié par LUNDS-GAARD à l'Institut Finsen de Copenhague ; il a trouvé 11 cas sur 1.250 cas de lupus (0,88°/₀). Comme traitement l'auteur recommande, quand le lupus est petit, l'excision qui doit empiéter de quelques millimètres sur le tissu sain. Quand le processus morbide est plus étendu ou quand il s'agit d'une récidive après l'extirpation, il faut employer la photothérapie, qui est l'unique remède pour les cas non opérables.

La technique en est simple : on renverse facilement les paupières, même quand elles sont infiltrées ; dans ce cas le pli se forme au niveau de la marge de l'infiltration. La réaction est beaucoup plus légère qu'on pourrait se l'imaginer ; on n'observe le plus souvent qu'un œdème de la conjonctive accompagné de la formation d'une fausse membrane ; la réaction disparaît complètement après cinq ou six jours. Le lupus se « fond » sous l'action de la lumière.

Pour la conjonctive bulbaire, LUNDSGAARD recommande toujours l'intervention chirurgicale.

Il résulte de tout ce que nous avons dit sur les di-

vers modes de traitement du lupus suivant sa forme
et sa localisation, que la photothérapie n'est pas souvent suffisante, et qu'il faut alors l'associer à d'autres
moyens chimiques et physiques, parmi lesquels nous
rangeons les rayons Rœntgen. Tous ces moyens ne
doivent être considérés seulement que comme des
auxiliaires du traitement photothérapique d'après la
méthode de Finsen.

Rappelons enfin que dans chaque forme de lupus,
quel que soit le traitement employé, nous ne devons jamais négliger le terrain tuberculeux, et d'où la nécessité de soigner l'état général.

MODIFICATIONS DE L'APPAREIL ET DE LA MÉTHODE DE FINSEN

CHAPITRE PREMIER

MODIFICATIONS DE L'APPAREIL FINSEN

Ce qui constitue le principal obstacle à la diffusion et la vulgarisation de la photothérapie est le prix élevé de l'appareil original de Finsen et, plus encore, les frais d'entretien et la grande dépense d'énergie électrique (50-60 ampères).

Le grand appareil est très économique pour les grands établissements qui traitent beaucoup de malades et qui peuvent employer le même appareil pour traiter simultanément quatre malades. En effet, d'après les recherches d'Absalon Larsen, la lumière rendue par une seule lampe de 60 ampères par exemple, est supérieure et plus riche en rayons chimiques que celle de quatre petites lampes de 15 ampères chacune.

Pour la pratique privée et pour le traitement d'un seul malade, l'appareil de Finsen était trop cher ; on pensa le modifier pour pouvoir le vendre à meilleur marché et le faire fonctionner avec une moindre consommation d'énergie électrique.

Beaucoup d'auteurs ont travaillé à la solution de ce problème, chacun proposant un type spécial de lampe. Nous ne ferons que citer les appareils de Schall, de Foveau (de Courmelles) et Trouvé, de Marie (de Toulouse) et de Broca-Chatin, qui utilisent l'arc électrique, et ceux de Leduc (de Nantes) et de Strebel qui emploient l'étincelle de la machine statique comme source des rayons chimiques.

Plus répandus sont ceux dont nous donnons ci-dessous la description détaillée.

Le premier construit fut celui de **Lortet et Genoud.** Ils ont essayé de mettre en pratique la loi physique qui établit que l'intensité de la lumière varie en rapport inverse avec le carré de la distance. Au lieu d'augmenter la source lumineuse, et par suite les frais, ils s'efforcent au contraire d'approcher le plus possible la lumière de la peau du malade. Ils enlèvent pour ce faire le tube concentrateur de Finsen et disposent les charbons en angle obtus, à sommet dirigé vers le malade ; entre les charbons ils disposent un petit miroir concave pour réfléchir et concentrer tous les rayons en un seul point. Ces rayons passent par un orifice qui se trouve dans une cuvette métallique à double fond, dans laquelle circule un courant d'eau froide ; ils arrivent ensuite sur la peau malade, qui est anémiée et comprimée par un compresseur de Finsen. L'arc voltaïque, de beaucoup plus faible que celui de Finsen, d'une intensité de 10-20 ampères, peut être approché à 3 ou 4 centimètres du compresseur. L'appareil est monté sur une colonne métallique avec un pied massif, et est mobile dans tous les sens. (Fig. 11).

Cette lampe, qui actuellement est peu employée, est importante parce qu'elle a donné à FINSEN et à REYN

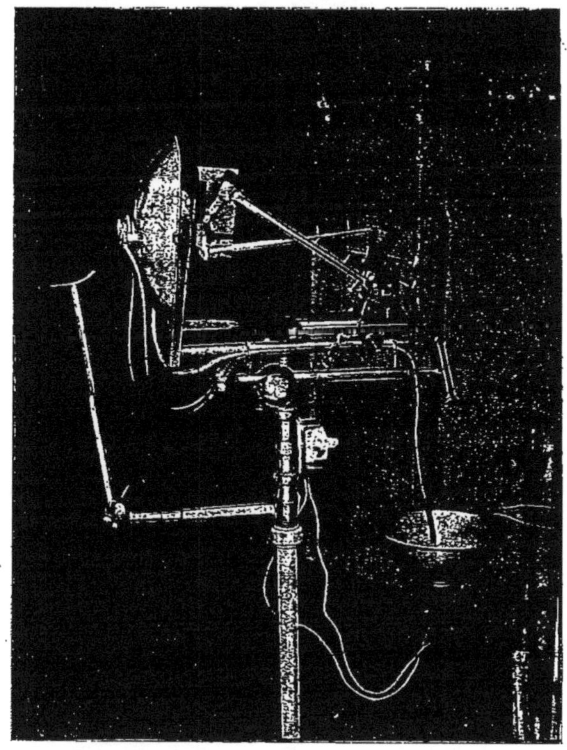

FIG. 11. — Appareil de Lortet et Genoud.

l'idée de construire leur appareil portatif, très commode et qui s'est beaucoup répandu dans la suite.

La lampe de Finsen-Reyn (fig. 12) se compose d'une lampe ordinaire à projections électriques, auto-régulateur, avec des électrodes de charbon disposées à angle

obtus de manière que la lumière est beaucoup plus
intense du côté du malade. En face de la lampe se

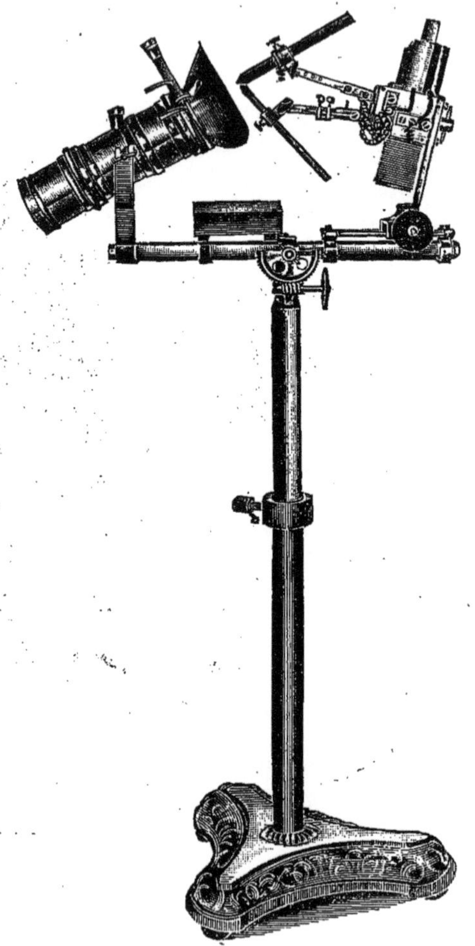

Fig. 12. — Lampe de Finsen-Reyn.

trouve un tube concentrateur, beaucoup plus court que
celui de la lampe originale de Finsen, construit de la

même manière que le grand. La différence consiste
simplement en ce que la lentille est plus rapprochée
de l'arc, et qu'on emploie une lentille Fresnel qui a sur
les autres lentilles l'avantage de mieux converger et
plus uniformément la lumière tout en ayant une moindre
distance focale.

Cette lentille plan-convexe est de quartz seulement
dans la partie centrale; vers la périphérie est faite de
deux anneaux prismatiques de verre, parce qu'il est très
difficile et très cher de construire de pareils anneaux
de quartz. JANSEN a démontré qu'on peut faire cette
substitution du quartz sans aucun dommage pour l'efficacité de l'appareil : la partie centrale, de quartz,
laisse passer les rayons chimiques indispensables pour
la réaction inflammatoire, tandis que le verre, quand il
est propre et pas trop épais, laisse passer presque tous
les rayons qui pénètrent les tissus et y exercent leur
action bactéricide et défensive.

La description de l'appareil démontre comment ses
inventeurs ont utilisé, jusqu'à l'extrême, la loi physique de la variation de la lumière en rapport inverse
avec le carré de la distance. En effet, la lentille Fresnel avec sa petite distance focale, la disposition en
angle des charbons et la petite longueur du tube
permettent d'obtenir presque les mêmes résultats
qu'avec la grande lampe, en consommant un courant
continu de 20 ampères seulement au lieu de 50 à 60.

Cet appareil si efficace, si peu encombrant et si économique, est destiné à se généraliser, surtout chez les
spécialistes qui ne peuvent pas installer un grand établissement photothérapique. Il a rendu et rendra de
grands services à la méthode de Finsen, parce qu'il en

facilite la diffusion et empêche la concurrence d'autres appareils, moins efficaces dans le traitement du lupus.

Quoique d'une construction si simple, le maniement de cette lampe demande une longue pratique et la connaissance de petits détails, qui ont une influence sur son efficacité.

Voici, d'après MAAR, les principaux soins que demande la lampe de Finsen-Reyn :

1° L'appareil et surtout les lentilles doivent être nettoyés chaque jour ;

2° Chaque jour aussi on doit verser dans l'appareil de l'eau distillée fraîche, bouillie du jour, afin d'empêcher la formation de bulles d'air quand l'eau se chauffe dans l'appareil ;

3° Si on commence à laisser couler l'eau trop tard, quand les lentilles sont déjà assez chaudes, on risque de les fendre ; si on la laisse couler trop tôt, avant que la lentille soit un peu chauffée, celle-ci se trouble un peu, le trouble se manifestant par les contours flous de la tache lumineuse. Quelquefois ce trouble se produit après un certain temps, de sorte qu'il ne suffit pas de constater une tache claire au commencement du fonctionnement de l'appareil.

Si la lentille se trouble, il faut démonter l'appareil et faire disparaître l'humidité (le meilleur moyen est d'approcher avec précaution les charbons de la lentille troublée). Le trouble de la lentille peut dépendre encore d'un défaut imperceptible d'adhésion de la lentille à la capsule métallique ; dans ce cas on a beau essuyer, elle se troublera toujours.

On peut constater le trouble de la lentille non plus par le manque de netteté de la tache, mais directement en regardant d'en bas dans l'appareil ; mais dans ce cas l'œil doit être protégé par une lentille très obscure.

4° Quand la tache de lumière est nette, et que la partie qu'on veut irradier est précisément dans la tache il faut bien veiller à ce que la personne surveillant l'appareil ne change en rien la position de la région à traiter ni la distance de la lampe, ni l'angle qu'elle forme avec la direction des rayons. Dans le cas contraire quand la lumière ne tombe plus sur la partie malade on doit varier la position de l'appareil de façon à ramener la lumière sur la partie à traiter.

5° Il faut veiller à ce que les charbons soient toujours à la même distance du tube de concentration, autrement la tache n'est pas nette. Quand la lampe a brûlé beaucoup et que les charbons sont devenus plus courts, il faut souvent les rapprocher de l'appareil.

6° Enfin il est très important que l'axe longitudinal du tube concentrateur forme l'angle voulu avec les charbons, autrement on perd une grande quantité de rayons et la tache devient floue. Quand le tube concentrateur se trouve dans la position voulue par rapport aux charbons, on ne doit pas changer cette position ; pour mettre au point la tache de lumière sur la région qu'on veut irradier, il ne faut pas tourner le tube concentrateur autour de son axe transversal, mais le tourner avec les charbons, sur le support qui porte tout l'appareil.

* *
*

Si l'on suit l'évolution de la photothérapie, on voit comment Finsen a passé de la lumière solaire à l'arc voltaïque, afin d'obtenir une plus grande quantité des rayons chimiques. On doit s'efforcer, dit-il, de modifier la lumière de façon à ce qu'elle contienne le plus possible de rayons chimiques et le moins de rayons caloriques.

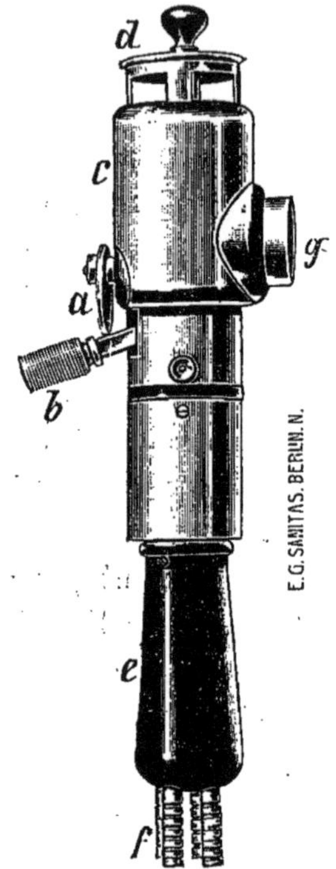

Fig. 13. — Lampe Dermo.

Les *métaux* ont la propriété, comme le charbon, une fois traversés par un fort courant électrique, de s'échauffer jusqu'au rouge et de donner une lumière plus ou moins riche en rayons chimiques. Après diverses recherches on a trouvé deux métaux dont la lumière est spécialement riche en rayons violets et ultra-violets ; *c'est le fer* et *le mercure*.

Le *fer* fut employé par un assistant de FINSEN, SOPHUS BANG, pour la construction de sa lampe, nommée « **Dermo** » (fig. 13). Elle est formée d'une caisse métallique, dans laquelle se trouvent les deux électrodes en fer, creuses dans leur partie centrale, où circule un courant d'eau froide pour empêcher la fusion du métal pendant le passage du courant électrique. Cette caisse présente une ouverture latérale *g*, fermée par une lentille de quartz, pour le passage de la lumière ; dans sa partie inférieure elle est pourvue d'un manche, par lequel passent les fils électriques et les tuyaux d'eau.

Pour allumer la lampe on fait passer d'abord l'eau, ensuite au moyen d'un levier on rapproche un instant les électrodes. A ce moment elles sont traversées par le courant électrique, puis on les éloigne rapidement, alors se forme l'arc lumineux. Pour éteindre la lumière, il suffit de souffler, pour chasser les vapeurs et empêcher ainsi le passage du courant électrique.

Cette lampe fonctionne avec un courant constant de 6-10 ampères et de 40 volts. On l'applique directement sur la peau et on exerce une compression avec la lentille de quartz. A cause de la richesse de cette lumière en rayons chimiques, cinq ou dix minutes suffisent pour produire un érythème, et trente minutes pour avoir la production de vésicules. Et c'est précisément à cause de cette richesse en rayons chimiques qui ont une action très superficielle (pas plus de deux millimètres), que la lampe de Bang, excellente au point de vue théorique, est absolument inefficace pour le traitement du lupus, et est complètement abandonnée à Copenhague même, d'où elle provient.

Elle pourrait rendre des services dans certaines maladies de la peau, comme la pelade, pour produire une hyperémie active.

Le second métal employé dans la photothérapie est le *mercure*; il est plus avantageux que le fer, parce qu'il ne produit pas de vapeurs désagréables (d'oxyde de fer), consomme moins d'électricité, et fonctionne avec ou sans refroidissement d'eau, suivant les appareils.

La lampe Uviol fonctionne sans eau, tandis que la lampe de mercure de Kromayer ne peut pas fonctionner sans eau.

Le principe sur lequel est basée la construction de ces lampes à mercure est la découverte faite par Arons en 1892, que les gaz de mercure, traversés dans le vide par un courant électrique, produisent une lumière très intense, très riche surtout en rayons chimiques.

La **lampe Uviol** est fabriquée en verre d'une composition spéciale, inventée par Zschimmer dans les étaqlissements de Schott et Cie à Iéna, qui laisse passer très facilement les rayons ultraviolets (d'où son nom : u-viol). La lampe est formée par un cylindre en verre, dans lequel on fait le vide, recourbé aux deux extrémités, long de 45-65 centimètres et contenant une certaine quantité de mercure qui se trouve à la partie inférieure du tube; celui-ci reste ordinairement dans une position verticale. Le mercure doit complètement recouvrir le pôle négatif; le pôle positif se trouve à l'extrémité supérieure. Dans l'intérieur du tube se trouve un miroir en forme de gouttière afin de concentrer dans une seule direction tous les rayons lumineux.

Afin de rendre plus efficace l'action de la lampe, on réunit d'habitude trois ou quatre tubes, et même plus, montés sur un support métallique, solide, sur lequel ils peuvent tourner, de manière à se renverser. Ce mouvement de bascule est en effet indispensable pour allumer la lampe.

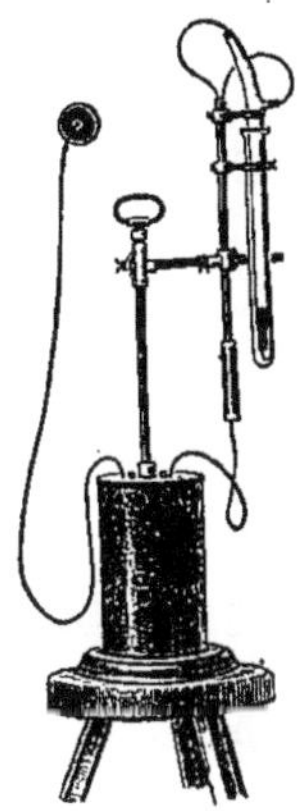

Fig. 14. — Lampé Uviol.

Pour l'allumer, on procède de la façon suivante. On fait passer le courant électrique puis on renverse le tube, lentement, pour avoir un fil liquide de mercure d'une extrémité à l'autre du tube ; à ce moment le circuit est fermé ; en reportant le tube dans sa position primitive, on forme un axe lumineux entre l'électrode positive et le mercure qui descend.

La lampe brûle ordinairement avec un courant électrique constant de deux à quatre ampères.

On n'a pas besoin de refroidir la peau car la quantité de chaleur développée par cette lampe est minime. Mais, en négligeant le refroidissement on néglige l'anémie de la peau malade, et nous savons d'après les expériences de FINSEN quelle importance a cette anémie pour la pénétration des rayons chimiques. Ce fait nous explique le peu d'efficacité de la lampe Uviol dans le traitement du lupus, quoiqu'un auteur (Axmann)

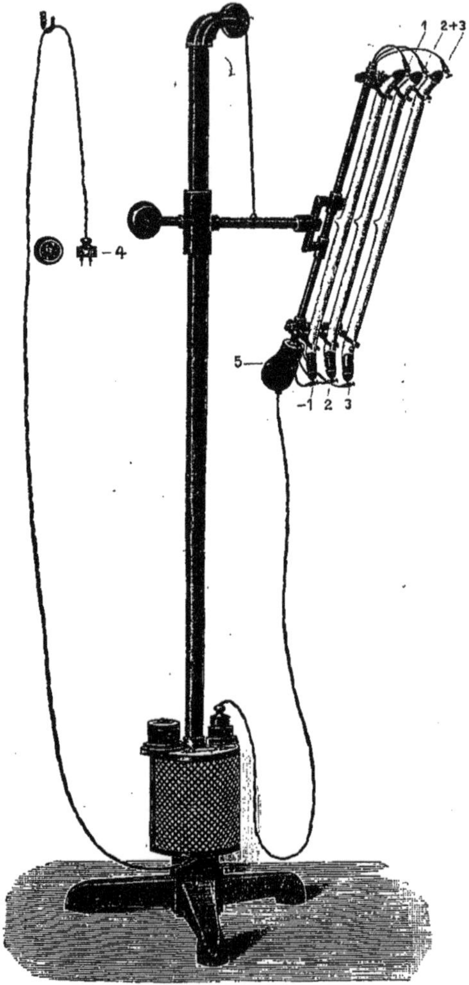

Fig. 15.

prétende avoir traité et guéri des lupus avec la lampe Uviol.

Mais combien sont-ils nombreux ceux qui préten-
dent guérir le lupus ! Chaque inventeur d'un nouveau
médicament ou d'un nouvel appareil s'imagine avoir
trouvé le remède idéal du lupus, et pourtant nous

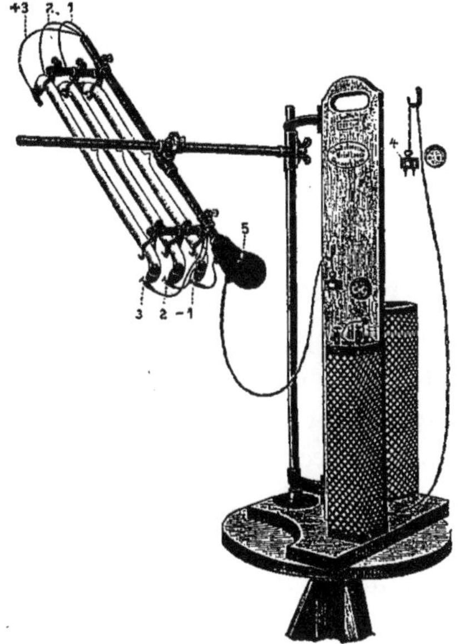

Fig. 16

avons vu que même la méthode de Finsen, qui est de
beaucoup supérieure à toutes les autres, ne peut pas
guérir toujours le lupus et ne s'applique pas à toutes
les formes.

Après une application de quinze minutes, à une distance de cinq centimètres, la réaction se manifeste en
général déjà après trois heures, sous forme d'érythème,
qui augmente d'intensité au bout d'un ou deux jours,
après quoi il disparaît, provoquant une desquamation.
Une fois que la réaction est complètement passée, on

ne constate aucune modification des nodules lupiques.

Hess et Stern constatent à l'examen microscopique, après une application de quinze minutes, une dermatite superficielle et une dilatation des vaisseaux, qui dure pendant plusieurs jours, suivie d'un détachement des couches superficielles de l'épiderme.

La lampe Uviol est donc indiquée dans les cas où l'on veut obtenir une hyperémie et une action irritante et bactéricide (Franz, Axmann) superficielle. Ceci explique les bons effets obtenus par beaucoup d'auteurs dans le traitement de l'eczéma, de l'eczéma séborrhéique, du psoriasis, même ancien (Ehrmann), de la pelade, de l'acné vulgaire, du pityriasis versicolore, etc.

La technique de l'application est très facile ; il suffit de protéger les yeux du malade et de recouvrir avec un linge ou du papier noir les régions environnant la partie malade. La première application doit être de très courte durée afin de se rendre compte de la susceptibilité de la peau ; les autres durent jusqu'à ce que la peau commence à devenir rouge ; l'extension de l'érythème dépend naturellement du nombre des tubes dont est composée la lampe. Il vaut mieux ne pas répéter l'application avant que l'érythème ne soit complètement disparu, c'est-à-dire après cinq ou six jours.

Kromayer s'est inspiré du même principe pour construire une lampe à mercure. En 1905 après plusieurs essais, il a fait construire par le physicien Küche, de l'établissement Heraeus à Hanau une lampe de quartz et mercure, avec refroidissement d'eau.

La **lampe de Kromayer** est formée d'un tube cylindrique de quartz, de 10 centimètres de longueur et d'uncentimètre de largeur, dans lequel on a fait le vide, placé dans un plan vertical, et ayant la forme d'un U renversé (∩). Les deux extrémités sont recourbées horizontalement en arrière et terminées par deux réservoirs, où se trouve le mercure, dans lequel plongent les deux pôles de la conduite électrique.

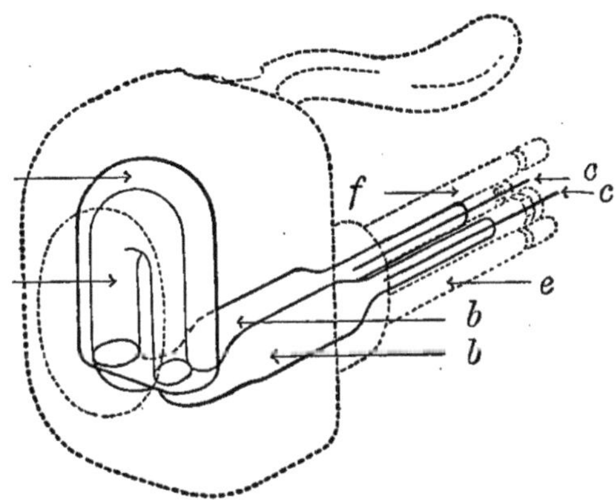

Fig. 17. — Coupe schématique de la lampe de Kromayer.

C'est dans ce tube que se forme l'arc lumineux et pour éviter qu'il ne s'échauffe excessivement, on le refroidit. Il faut pourtant empêcher le contact du tube même avec l'eau froide, pour ne pas diminuer la température de l'arc lumineux et par conséquent son intensité. Pour ce faire Kromayer construit un second tube en quartz, à une distance de trois centimètres du premier et renferme le tout dans une gaine métallique nickelée ; cette gaine présente à sa partie antérieure une fenêtre de quartz de cinquante millimètres, par laquelle sortent les rayons curatifs.

Dans l'espace libre entre le second tube et la caisse doit circuler continuellement un courant d'eau froide. A cet effet la caisse est en communication à sa partie postérieure avec deux tubes en caoutchouc de **2 m. 50**, dont l'inférieur sert pour l'arrivée de l'eau, et le supérieur pour la sortie. La quantité d'eau nécessaire au bon fonctionnement de l'appareil est de 1-2 litres par minute.

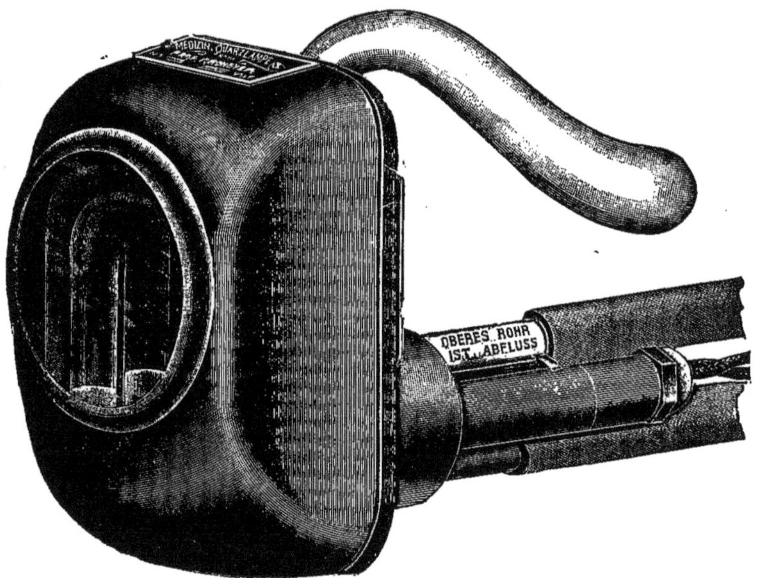

FIG. 18. — Lampe de Kromayer.

La lampe est montée sur un support métallique, résistant, sur lequel on peut la fixer à une hauteur variable au moyen d'une vis. En outre au moyen d'un dispositif spécial, très commode, de contrepoids la lampe reste automatiquement à la hauteur où on la place.

La lampe de Kromayer consomme à peu près 3 ampères avec un courant continu de 220 volts et 6 ampères avec 110 volts ; à l'aide d'un rhéostat on peut modifier l'intensité du courant et par suite celle de la lumière. Il est préférable d'allumer la lampe avec un

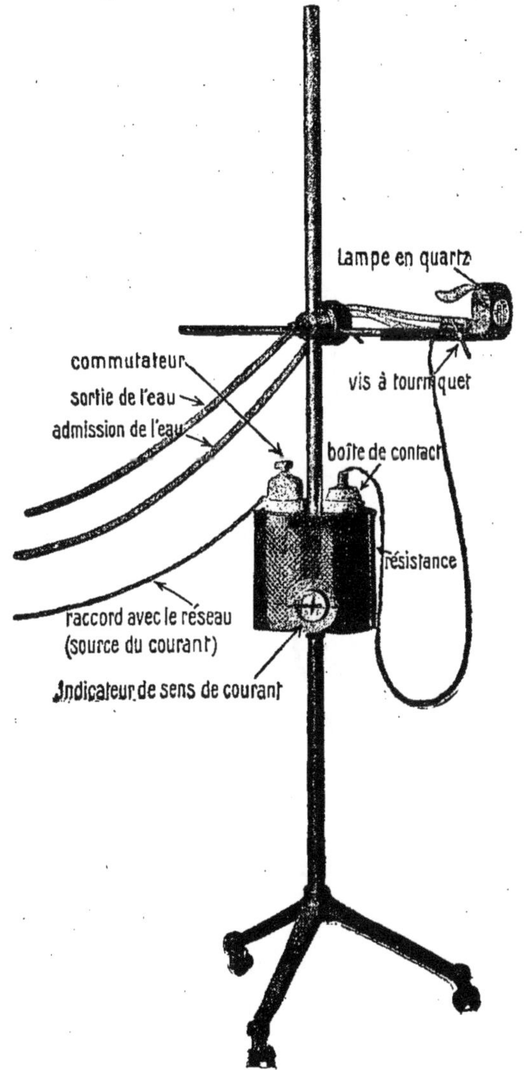

Fig. 19. — Support de la lampe de Kromayer.

courant faible et d'en augmenter ensuite graduellement
l'intensité.

Pour allumer la lampe on laisse couler d'abord lentement l'eau et on établit graduellement le courant
électrique. On imprime ensuite un mouvement de bascule à l'appareil, le faisant passer de la position verticale à l'horizontale, au moyen d'un manche qui se
trouve à la partie postérieure de la caisse. Le mercure,
qui est dans les réservoirs, passe dans le tube, s'unit
dans la partie convexe du tube et ferme ainsi le circuit électrique. En ramenant la lampe dans la position
verticale, on rompt la colonne de mercure, il se forme
des vapeurs à travers lesquelles continue de passer le
courant et le tube devient lumineux.

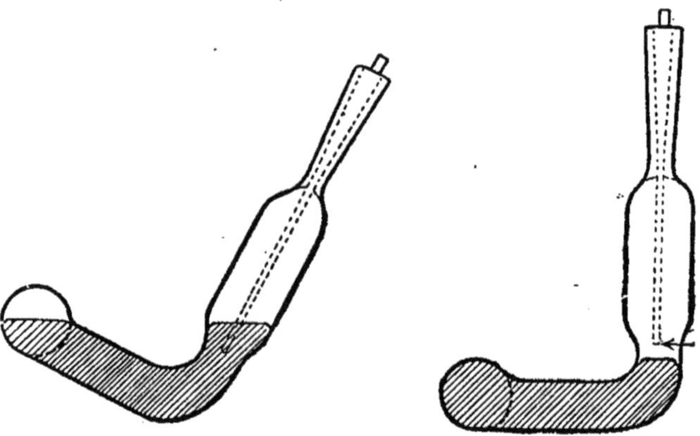

Fig. 20 et 21. — Pôles métalliques de la lampe de Kromayer.

Si on veut rallumer la lampe après l'avoir éteinte,
il faut attendre quelques minutes pour la refroidir,
parce que la tension des vapeurs empêche les deux
bouts de mercure de se réunir et d'établir le contact.

Le mouvement de bascule ne doit pas être exagéré ;
les pôles métalliques doivent toujours plonger dans le
mercure (fig. 20), parce que dans le cas contraire

(fig. 21) ils pourraient se fondre à cause de la haute température et la lampe ne fonctionnerait plus. Le mercure bout à la catode, pour cette raison le réservoir dans lequel arrive le pôle négatif est plus étroit et contient plus de mercure, précisément pour que la catode plonge toujours dans le liquide (fig. 22 et 23).

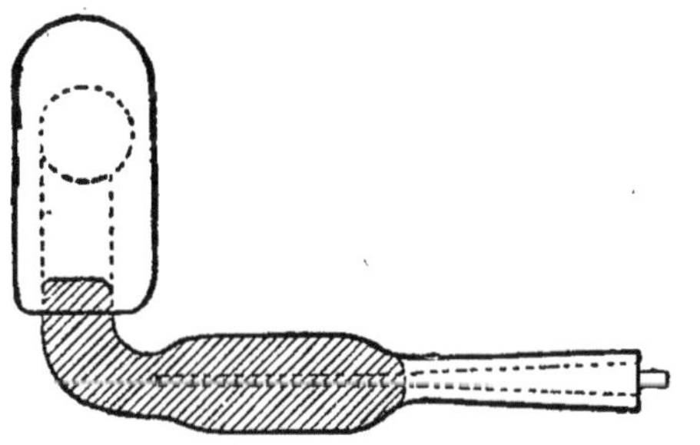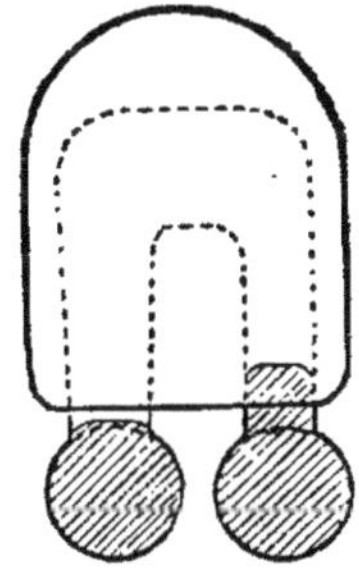

FIG. 22 ET 23

La lampe ne brûle que dans une position verticale ou presque, il faut donc que la place sur laquelle on veut faire agir la lampe se trouve dans une position parallèle à la lampe, ce qui n'est pas toujours facile à réaliser.

La lumière de la lampe Kromayer est bleu-verdâtre et à l'examen spectroscopique on constate qu'elle contient surtout des rayons bleus et violets, tandis que les rayons rouges manquent complètement. Pourtant les rayons caloriques ne manquent pas et la quantité de la chaleur augmente avec l'intensité de la lumière à tel point que quelquefois l'eau circulante ne suffit pas à refroidir l'appareil. Pour ce faire, Kromayer mêle à l'eau une solution de bleu de méthylène, qui aurait, d'après lui, la propriété de retenir les rayons ultra-violets, très irritants pour la peau. Grâce à ce dispositif on aurait un appareil complètement froid, non seulement quand on l'applique directement sur la partie malade, et qu'on y exerce une certaine compression, mais même à distance.

En effet on emploie la lampe Kromayer de deux manières, suivant le résultat qu'on veut obtenir : quand il s'agit de produire une réaction superficielle, on tient l'appareil à une certaine distance, en général de dix centimètres, car alors les rayons ne peuvent pénétrer la peau, à cause du défaut de compression. Quand il s'agit au contraire d'une action profonde, comme c'est le cas pour le lupus, il faut appliquer la lampe directement et étroitement sur la partie malade ; dans ce cas la fenêtre de quartz sert en même temps pour comprimer et refroidir la peau.

La question de *la compression* est précisément un des côtés faibles de la lampe Kromayer, car il est difficile de la faire complètement. Et pourtant la compression est une condition essentielle pour la réussite de la photothérapie : pour éviter d'une part des brûlures, qui peuvent être très intenses dans ce cas, car la lampe Kromayer a une très forte action irritante sur la peau, et d'autre part pour provoquer l'anémie de la région, et faciliter ainsi le passage des rayons chimiques.

Afin de rendre la compression aussi parfaite que possible, KROMAYER conseille d'employer du coton imbibé, qui forme une espèce de coussin, entre la lampe et la région où on ne peut pas exercer une compression suffisante.

Un des avantages de la lampe est le fait qu'il n'est pas nécessaire de la tenir constamment avec la main ; mais il est à craindre qu'elle ne se déplace au moindre mouvement du malade de sorte qu'on obtiendrait ainsi une réaction, là où ce n'est pas nécessaire et qu'on laisserait non traitée la partie malade. Pour empêcher ce déplacement, on fixe la lampe par quelques tours de bande sur la partie qu'on veut traiter.

Si la partie malade est plus petite que l'ouverture de l'appareil, on protège la région saine avec une mince feuille d'étain et on la fixe bien pour qu'elle ne se déplace pas. SCHMIDT propose de badigeonner la partie malade avec un pinceau trempé dans la solution suivante :

$$\left.\begin{array}{l}\text{Oxyde de zinc.} \quad . \quad . \quad . \\ \text{Amidon.} \quad . \quad . \quad . \quad . \quad .\end{array}\right\} \text{ ãã 10 grammes.}$$

Collodion élastique . . 80 grammes.

Il se forme une pellicule protectrice, qu'on enlève ensuite facilement avec l'éther.

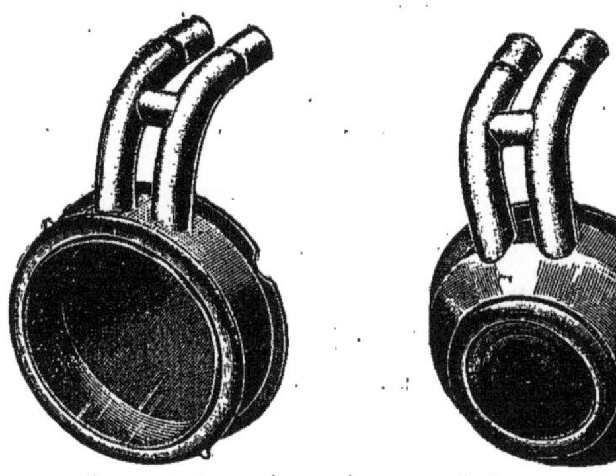

FIG. 24   FIG. 25
Compresseurs divers.

La société qui construit la lampe KROMAYER fabrique aussi des compresseurs spéciaux analogues pour la plupart au compresseur de FINSEN. Ils sont formés d'une capsule métallique, qu'on fixe sur l'appareil.

Cette capsule porte sur sa face antérieure une lame de quartz, sur sa face postérieure une plaque de verre « bleu-uviol ». Cette capsule est toujours traversée par un courant d'eau, qui passe ensuite par un tube en gomme, dans la partie inférieure de la lampe; de sorte que la même eau sert pour refroidir le compresseur et l'appareil. Ces compresseurs ont une action analogue à celle de la solution de bleu de méthylène dont nous avons parlé plus haut.

Schuler a construit en outre deux compresseurs en forme de cône et de bâton pour les introduire dans les cavités naturelles, et les irradier (bouche, nez, urèthre) sans refroidissement à eau. Leur emploi ne s'est pas généralisé jusqu'à présent.

Quand on veut exercer une compression, il est mieux de suspendre la lampe par le fil qui passe sur la petite roue qui se trouve au sommet du support, parce qu'alors la lampe exerce une pression par son propre poids.

Après un long usage, si l'eau qu'on emploie est ferrugineuse ou calcaire, il se forme un dépôt sur la face interne de la fenêtre de quartz; pour enlever ce dépôt il suffit de remplir la lampe (la fenêtre en bas) d'une solution chlorhydrique à 10 0/0, on l'y laisse séjourner pendant quelques minutes puis on lave soigneusement à l'eau distillée.

Le temps d'exposition varie suivant l'effet qu'on veut obtenir. Pour une réaction superficielle, en tenant la lampe à distance, d'après Kromayer, quelques minutes suffisent, 5-15 au maximum. Pour une réaction profonde, comme dans le lupus, trois quarts d'heure sont suffisants. Le bleu de méthylène, en diminuant l'ac-

tion superficielle, permet d'obtenir une action profonde
plus prolongée.

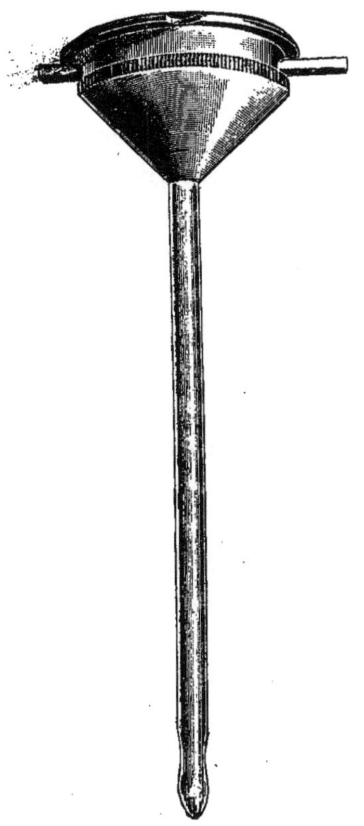

Fig. 26. — Compresseur de Schuler.

Pour étudier *l'action* de la lampe à mercure *dans
l'intérieur des tissus* et son intensité, KROMAYER a exa-
miné celle qu'elle exerce sur le papier photographique au bromure et chlorure d'argent. Il prenait
trois feuilles de papier à écrire rude (qui absorbe la
même lumière qu'une peau d'enfant dont on a enlevé

le gras), en enveloppait le papier photographique et observait qu'elle noircit beaucoup plus vite qu'avec la lampe de Finsen-Reyn (22-25 amp.) à travers une seule couche de papier. A travers deux feuilles, pour la Finsen-Reyn il faut un temps quatre fois plus grand qu'à celle de Kromayer, pour obtenir le même effet sur le papier photographique. A travers cinq ou six couches de papier la lampe de Finsen-Reyn peut à peine noircir le papier photographique, tandis que la lampe à mercure le noircit visiblement déjà après deux minutes. La lampe de Finsen-Reyn à travers cinq couches en cinq minutes ne donne aucun noircissement, tandis que la lampe à mercure agit remarquablement.

Basé sur tous ces chiffres assez approximatifs, Kromayer établit que l'action exercée par sa lampe dans la profondeur des tissus est 3-5 fois plus grande que celle de Finsen.

Kromayer a expérimenté sa lampe aussi sur un cas de lupus squamosus, sur lequel on avait fait sans résultat 12 applications avec le grand appareil de Finsen et deux avec le Finsen-Reyn. Après 3 applications avec la lampe à mercure le lupus disparut complètement.

Voici *d'après Kromayer les avantages de la lampe à mercure:*

1° Durée de l'application plus brève, d'un cinquième jusqu'à un tiers comparativement au Finsen ;

2° Possibilité de traiter des surfaces plus vastes, tout en exerçant en même temps une action profonde ;

3° Une grande économie, à cause de la moindre consommation d'énergie électrique ;

4° Commodité pour le médecin et pour le malade.

Ajoutons qu'elle ne demande ni un personnel nombreux et exercé, ni une installation spéciale, qu'elle occupe peu d'espace, qu'elle coûte relativement peu, qu'elle se détériore difficilement, qu'elle rend inutile l'emploi des compresseurs et nous comprendrons le grand intérêt qu'elle a éveillé et le grand nombre des recherches qu'elle a provoquées pour contrôler son efficacité.

Nous tâcherons de donner ici un tableau des principaux travaux publiés sur l'action de la lampe de Kromayer, tout en notant, dès à présent, que l'accord n'est pas complet.

PAUL WICHMANN compare l'action de la lampe de Kromayer et celle de Finsen-Reyn sur la peau de l'avant-bras, sur lequel il applique l'oreille d'un lapin, en y exerçant une compression soit avec la lampe même (pour celle de Kromayer) soit avec le compressur (pour la Finsen-Reyn). Il obtient les résultats suivants :

Durée de l'application	Lampe Finsen-Reyn	Lampe Kromayer
5 secondes	aucune réaction	aucune réaction
15 «	très léger érythème, visible pendant quelques jours.	aucune réaction
23 «	léger érythème, très évident, qui dure plusieurs jours.	légère rougeur pointillée, disparue après 48 h.

L'auteur conclut : « L'action biologique spécifique de la lumière de l'appareil Finsen-Reyn, qui a traversé l'oreille d'un lapin, est plus intense que celle de la lumière de la lampe de quartz, dans les mêmes conditions d'expérience. Cette dernière provoque sur l'oreille irradiée une inflammation beaucoup plus forte que celle de la lampe de FINSEN. » Afin d'éviter l'action irritante des rayons ultraviolets, WICHMANN emploie avec la lampe Kromayer une solution de bleu de méthylène de 1/10000; il constate alors qu'elle devient de beaucoup supérieure à la lampe de Finsen-Reyn.

ÉMILE HESSE répète l'expérience de WICHMANN dans les mêmes conditions, il ne trouve aucune réaction sur la peau de l'avant-bras. Il note aussi l'action plus intense de la lampe Kromayer sur l'oreille de lapin; en employant la lumière bleue, il arrive à un résultat opposé à celui de WICHMANN.

Dans un travail fait avec CARL STERN, il compare de nouveau l'action de Kromayer et Finsen-Reyn.

Ils obtiennent les résultats suivants :

Application de Finsen-Reyn pendant soixante minutes, aucune nécrose.

Application de Kromayer pendant soixante-dix minutes, nécrose.

Application de la lumière bleue (lampe Kromayer) et compresseur Finsen pendant trente minutes : lésions de l'épithélium, petites vésicules, etc.

Ils répètent aussi l'expérience de KROMAYER, en faisant passer la lumière à travers plusieurs couches de papier, et trouvent précisément le contraire, c'est-à-dire que la lampe à mercure est trois à cinq fois plus faible que celle de Finsen.

Voici la conclusion à laquelle arrivent ces deux auteurs: « Il résulte de nos expériences et observations cliniques que la lumière de la lampe à mercure est plus riche en rayons qui agissent à la surface et beaucoup plus pauvre en rayons chimiques qui pénètrent dans la profondeur. On peut certainement diminuer les premiers par le méthylène mais alors leur action n'est plus comparable à celle de Finsen, ayant seulement une action superficielle. Déjà de l'absence d'un fort œdème, comme on le voit après chaque application de Finsen, on peut déduire qu'à la lampe de mercure manquent des rayons importants, pénétrants dans la profondeur, et qui ne peuvent se trouver à la limite extrême du spectre. JANSEN en effet a démontré que les rayons ultraviolets d'une longueur d'onde inférieure à 322 μμ sont absorbés par les couches superficielles de la peau et que le pouvoir pénétrant de la lumière augmente de l'extrémité violette du spectre vers le rouge ; il résulte de cela que les rayons plus importants au point de vue thérapeutique sont les rayons bleus et violets internes d'une longueur de 406-322 μμ. A la lumière donnée par la lampe de Kromayer manque donc le facteur le plus nécessaire pour une action profonde, telle que la conçoit FINSEN. »

MAAS, à la suite des expériences faites à la clinique d'Amsterdam, arrive à un résultat identique. Il trouve que l'action superficielle du Kromayer est beaucoup plus énergique que celle du Finsen, à tel point que l'irritation superficielle oblige d'interrompre l'application, avant qu'on ait le temps d'exercer une action suffisante dans la profondeur.

GUNNI BUSK démontre la supériorité de la lampe Finsen-Reyn sur celle de Kromayer de la manière suivante : Il fait passer la lumière à travers plusieurs couches de papier ou bien à travers quatre oreilles de lapin. Comme indicateur il se sert de la durée et de l'intensité avec laquelle se colore un papier photographique. La lampe de Finsen-Reyn a non seulement un pouvoir pénétrant plus fort, mais la différence entre les deux lampes augmente à mesure qu'augmente l'épaisseur à traverser, toujours à l'avantage du Finsen-Reyn.

JOHANSEN mesure l'intensité des deux lampes, en se servant du pouvoir qu'elles ont de noircir le papier photographique. Il mesure cette intensité dans la tache de lumière pour le Finsen-Reyn (2 cm. 1 de diamètre) et pour le Kromayer dans le point où la lumière est le plus intense. Il emploie le photomètre d'ABSALON LARSEN et trouve les chiffres suivants : Pour les rayons visibles (jusqu'à 0,4) : Finsen-Reyn $= 4,4$ Kromayer $= 2$. Pour les rayons ultra-violets internes (0,4-0,32) : Finsen-Reyn $= 7,1$, Kromayer $= 8$. Pour les rayons ultra-violets externes (à partir de 0,32) : Finsen-Reyn $= 16$, Kromayer $= 35$.

« Il n'y a aucun doute, conclut JOHANSEN, que quant aux rayons ultraviolets externes, le Kromayer est de beaucoup supérieur au Finsen-Reyn. Quant aux ultra-violets internes le noircissement survient presque avec la même intensité ; mais même en ce qui concerne l'intensité, le Finsen est supérieur, parce que le noircissement de cette lampe est provoqué surtout par la ligne de 0,38 $\mu\mu$, où la sensibilité du papier à mercure est plus faible, tandis que dans le Kromayer les rayons les plus internes sont ceux de 0,366 $\mu\mu$. »

L'auteur insiste sur ce fait que ses chiffres indiquent la différence d'intensité des deux lampes, sans aucun préjudice pour leur valeur thérapeutique.

J. WETTERER à la suite de deux cas de lupus traités avec la lampe de Kromayer, trouve que celle-ci constitue un progrès important de la photothérapie.

HEYMANN, en se basant sur l'évolution clinique de trois ou quatre cas de lupus vulgaire traités avec la lampe de quartz, attribue à la lampe de Kromayer appliquée sur la peau (avec la solution de bleu de méthylène) un pouvoir pénétrant plus fort qu'au Finsen.

MULZER répète l'expérience de KROMAYER, c'est-à-dire il fait passer simultanément la lumière de l'appareil Finsen-Reyn et de Kromayer à travers un nombre variable de feuilles de papier, et ne peut pas admettre l'opinion de KROMAYER qui prétend que sa lampe possède un pouvoir pénétrant supérieur à celle de Finsen-Reyn.

MULZER tâche de s'approcher autant que possible aux conditions normales, et pour ce faire il dissèque chez le lapin les couches de la paroi abdominale, c'est-à-dire la peau, le tissu sous-cutané conjonctif et gras, la couche musculaire et le péritoine. Il introduit sous ces couches un morceau de papier photographique à celloïdine, et l'expose pendant la même durée de temps à la lumière de Finsen-Reyn et de Kromayer (avec la solution de méthylène), en exerçant en même temps la compression.

Voici les résultats obtenus dans ces conditions :

1º En ce qui concerne l'action superficielle, il n'y a aucune différence entre les deux lampes ;

2º En voulant faire agir les lampes en profondeur, la lampe de Kromayer demande plus de temps pour impressionner le papier photographique.

MULZER étudie aussi le pouvoir bactéricide des deux

lampes et le trouve « de beaucoup supérieur pour la lampe de Kromayer. La lumière Finsen détruit complètement le bacillus prodigiosus après cinq minutes, tandis qu'à la lumière bleue de la lampe de Kromayer suffisent déjà quatre secondes ». Il constate en outre que la lumière bleue de la lampe à quartz détruit le bacillus prodigiosus à une profondeur de 0,4-0,5 $\mu\mu$, après une application d'une heure.

German étudie l'action de la lampe de Kromayer sur les cultures de diverses bactéries, pendant une exposition de vingt à soixante minutes. Il trouve que les résultats obtenus avec cette lampe sont toujours supérieurs à ceux obtenus par la lampe à arc.

Il recherche en outre si l'action bactéricide de la lumière peut être attribuée à la formation d'ozone ; sa présence étant incertaine et inconstante German se rallie à l'opinion de Bie, en attribuant à la lumière une action directe sur les corps bactériens.

Schulz est d'avis que l'action de la lampe de Kromayer sur la peau est seulement superficielle. Il fait agir cette lampe sur deux oreilles de lapin, appliquées l'une sur l'autre et constate une vésicule superficielle sur la partie exposée, tandis que la face opposée est normale. Au contraire, avec la lampe de Finsen-Reyn il obtient une réaction sur les quatre faces des deux oreilles, après une application d'une heure et un quart.

Nous devons pourtant noter que Schulz ne faisait agir la lampe de quartz· que pendant une demi-heure, qui correspond, d'après Kromayer, à une application de Finsen d'une heure et un quart.

En ce qui concerne l'action exercée par la lampe de Kromayer sur le papier photographique à travers plusieurs couches de papier, Schulz la considère comme produite par les rayons de grande longueur d'onde (jaunes et orangés). Il la démontre en faisant passer la lumière par un filtre de monochromate de potasse qui absorbe les rayons bleus et violets. Or, ces derniers rayons étant seuls efficaces à guérir le lupus, l'expérience avec les couches de papier ne démontre aucunement la supériorité de la lampe Kromayer pour le traitement du lupus vulgaire.

Maar modifie l'expérience de Schulz, en maintenant l'application pendant le même temps pour les deux lampes ; c'est une condition essentielle, d'après l'auteur, pour pouvoir comparer les résultats. Pour donner plus de rigueur à ses expériences, il applique la lumière de Finsen-Reyn sur l'oreille droite et celle de Kromayer sur l'oreille gauche, vu le fait que la grosseur des oreilles peut varier d'un lapin à l'autre. Il exerce en outre une compression égale sur les deux oreilles, en serrant d'un côté l'oreille entre le compresseur et une plaque de quartz, tandis que de l'autre il serre l'oreille entre deux plaques de quartz.

Le résultat de ses expériences est le suivant: la lampe de Finsen-Reyn est en état de produire une réaction plus profonde et plus durable que celle de Kromayer, et on doit donc la préférer dans tous les cas où l'on veut obtenir une pareille réaction. L'action profonde de Kromayer n'est pas augmentée par l'emploi de la lumière bleue ; il arrive plutôt le contraire. Si on veut, au contraire, obtenir une action énergique superficielle, on peut employer avec avantage la lampe de Kromayer ; il ne faut pas pourtant oublier que son application provoque dans la suite des douleurs violentes, qui

7

durent des heures, et peut produire facilement des nécroses, qui laissent après elles des cicatrices déformantes.

Fr. Bering, au lieu d'étudier l'action des lampes de Finsen-Reyn, Uviol et de Kromayer sur l'organisme vivant, étudie leur action sur diverses solutions chimiques, comme par exemple, une solution de vanilline dans l'alcool (1/5), dans une éprouvette. Il trouve « qu'après une application de soixante minutes à la lampe Finsen, on obtient la même teinte brune qu'après six minutes d'exposition à la lampe de Kromayer.» Bering conclut en disant que l'intensité de la lampe Uviol (pour ce qui concerne la réduction des substances chimiques) est de beaucoup supérieure à celle de la lumière solaire. L'intensité de Finsen-Reyn est deux fois supérieure à celle de la lampe Uviol et l'intensité de Kromayer est au moins trois fois supérieure à celle de Finsen-Reyn.

De même, pour ce qui regarde le pouvoir pénétrant, la lampe de Kromayer est supérieure à celle de Finsen et Uviol. Si on intercale une solution de bleu de méthylène (1/700) on ne modifie en rien ce pouvoir pénétrant.

Maar, en répétant les expériences de Bering, arrive à des résultats opposés et fait justement remarquer que les réactions biologiques ne peuvent pas être comparées aux réactions chimiques, surtout quand on fait ces réactions dans des éprouvettes, dont la forme a une influence considérable sur l'effet de la lumière.

Purckhauer étudie au point de vue histologique la réaction provoquée par la lumière de Finsen et de Kromayer sur l'oreille d'un lapin. Il constate que, la lumière de la lampe à mercure sans bleu de méthylène, appliquée directement sur la peau, produit une nécrose qui dépasse la limite demandée à une source lumineuse thérapeutique. Les processus régénératifs tardent à se manifester et, dans certaines circonstances, ne réussissent pas à réparer la nécrose produite par la lumière. En se servant de la lumière bleue, PURCKHAUER observe « une nécrose semblable à celle de Finsen, superficielle, qui se manifeste après plus de temps ; c'est parce que les rayons qui agissent très superficiellement ne manifestent pas leur action, de manière que l'influence nocive se manifeste à la surface beaucoup plus tard, en même temps que l'action profonde, ou après elle. Mais les processus inflammatoires destructifs et régénératifs dans la profondeur sont analogues à ceux de Finsen, excepté le fait que spécialement les phénomènes régénératifs se manifestent plus tard ; l'influence nocive est donc plus forte que celle incitant à la guérison. »

JANSEN étudie aussi les altérations histologiques produites par une application d'une heure de la lampe de KROMAYER sur l'oreille d'un lapin, comprimée et refroidie. Il arrive presque aux mêmes conclusions que PURCKHAUER, c'est-à-dire que l'inflammation est presque de la même nature que celle produite par la lampe de Finsen. On peut expliquer les différences constatées par le fait que la lampe à mercure produit une destruction beaucoup plus intense que celle de Finsen, tandis que la régénération est moins active. « Cette différence d'intensité est d'une importance capitale. En effet, la destruction plus étendue combinée avec une prolifération moins vive, provoque le résultat défavorable du traitement avec la lampe de quartz, la formation de rétractions cicatricielles, de manière que l'oreille est complètement déformée. Après les applications de Finsen on ne constate jamais de pareils résultats. »

Bordier et Nogier trouvent que la lampe de Kromayer développe une notable quantité de chaleur, jusqu'à une distance de trois centimètres et conseillent d'employer la lampe : ou à une distance supérieure, pour éviter l'action des rayons caloriques, ou en contact avec la peau, quand elle est refroidie par l'eau qui circule dans l'appareil.

Les auteurs comparent la pénétrabilité de la lumière de Kromayer et de Finsen, en employant le papier photographique au bromure d'argent, enveloppé d'une feuille de papier pliée plusieurs fois. Une lampe de Kromayer de 5 ampères et 120 volts noircit le papier dans un temps quatre fois moindre qu'une lampe de Finsen de 22-25 ampères. Ils recouvrent le papier au bromure avec 6 feuilles de papier écolier, et le trouvent à peine noirci après une exposition de cinq minutes à la lumière Finsen, tandis que le bromure était complètement noirci par le Kromayer déjà après deux minutes. Ils considèrent donc la lampe de Kromayer supérieure à celle de Finsen.

En ce qui concerne la réaction, les auteurs relèvent le fait qu'elle est beaucoup plus intense, surtout à la surface. Par analogie avec la radiodermite, ils proposent le nom de *photodermite* à la réaction qui dépasse l'état d'érythème et donne lieu à la formation de vésicules.

On pourrait employer d'après ces auteurs, en thérapeutique, l'action vésicante de la lampe de Kromayer pour remplacer les pointes de feu et les vésicatoires, qui provoquent souvent une néphrite chez les personnes prédisposées.

Bordier propose une méthode pour mesurer l'intensité de la lumière de la lampe de Kromayer, basée sur la propriété que possède une solution de ferrocyanure de potassium, de passer du blanc à une coloration jaune, qui devient plus foncée à mesure qu'augmente l'intensité de la lumière.

Ledermann, dans une revue critique sur les expériences faites avec la lampe de Kromayer, reconnaît sa forte action irritante superficielle et trouve que son action profonde n'est pas encore complètement démontrée. Il a employé la lampe dans trois cas de lupus vulgaire et a obtenu des cicatrices blanches, qui présentaient des nodules évidents, surtout à leur périphérie.

Winkler se basant sur ses expériences, pense que les rayons ultraviolets ne pénètrent pas dans la peau et que l'effet produit par la lumière est dû aux rayons bleus. Il est impossible d'obtenir une action profonde avec les rayons ultraviolets, produits soit par une lampe à fer, soit à mercure. L'action nocive d'une lampe à la surface de la peau est d'autant plus forte, qu'elle est plus riche en rayons ultraviolets.

Winkler considère comme inutile la dépense qu'on fait pour construire des appareils à mercure et quartz, pour produire et permettre le passage au plus grand nombre possible de rayons ultraviolets. Ces lampes rendent d'utiles services dans les affections superficielles, mais non dans les profondes, où les rayons ultraviolets ne pénètrent pas du tout.

D'après l'auteur, Kromayer a eu une heureuse idée d'employer la lumière bleue, destinée précisément à absorber les rayons ultraviolets qui irritent la surface de la peau. Mais alors quel besoin y avait-t-il de construire une lampe très riche en rayons ultraviolets pour être obligé ensuite de trouver un moyen pour les éliminer?

Kromayer dans deux articles répond aux adversaires de sa lampe, surtout à l'école de Copenhague et plus directement à Johansen. Il fait remarquer que dans les recherches comparatives entre sa lampe et celle de Finsen, on prend comme terme de comparaison pour cette dernière la tache de lumière, dont le diamètre est de 2 cm. 1, où l'intensité de la lumière est à son maximum. La lumière pourtant n'agit pas seulement au centre, mais sur toute la surface du compresseur, dont le diamètre est à peu près de 3 cm. 5. Or, la surface du compresseur est presque 3 fois plus grande que celle de la tache $(2,1^2 : 3,5^2 = 4,41 : 12,25 = 1 : 3$ à peu près). Il faut donc diminuer 3 fois les chiffres trouvés par Johansen et alors le résultat tourne en faveur de la lampe de quartz.

Kromayer répète encore ses expériences sur le pouvoir pénétrant de sa lampe à travers diverses couches de papier mouillé et le trouve toujours supérieur (2-3 fois) à celui de la lampe de Finsen-Reyn.

Il explique les processus nécrotiques de la surface de la peau après une application de la lampe à mercure par le fait que les rayons de sa lampe ne tombent pas parfaitement perpendiculaires, comme ceux de Finsen, mais se répandent dans toutes les directions, de manière qu'ils arrivent obliquement sur la peau et sont absorbés en plus grand nombre. A la production de la nécrose contribuent aussi le grand nombre des rayons ultraviolets, qui peuvent être absorbés par une forte solution de bleu de méthylène.

Dans un dernier article, BERING, tout en admettant que la lampe de Kromayer produit une nécrose de la surface de la peau, soutient sa supériorité, aussi au point de vue thérapeutique, sur celle de Finsen.

CAPPELLI étudie les altérations histologiques provoquées par la lampe de Kromayer sur la peau lupique, après une application de trois quarts d'heure à une heure en se servant de la lumière bleue au méthylène. Il trouve les phénomènes inflammatoires et régénératifs plus intenses sur la peau normale que sur la peau lupique, comme si le tissu malade était un obstacle à l'action de la lumière. La réaction produite par la lampe de Kromayer est localisée presque exclusivement à la couche papillaire. On voit le tissu fibreux qui forme comme une calotte sur le tubercule, qui présente au-dessous un tissu conjonctif lâche, normal. Après plusieurs applications le nodule est considérablement diminué de volume et comprimé à la périphérie, mais son intérieur conserve l'aspect normal et a une voie libre à sa diffusion en bas et vers les côtés. Dans la cicatrice manque le tissu élastique, si abondant dans celle consécutive à l'application de Finsen. L'auteur conclut en déclarant la supériorité de la lampe de Finsen sur celle de Kromayer.

En résumant maintenant les nombreux travaux expérimentaux et histologiques cités jusqu'ici, nous voyons que le plus grand nombre des auteurs admettent la supériorité de la lampe de Finsen, qui produit dans la profondeur des tissus une vaso-dilatation, avec formation de thrombus et infiltration œdémateuse ; la réaction superficielle se limite à un érythème suivi de desquamation. La lampe de Kromayer en agissant à distance produit une forte irritation superficielle: de près, pour que la lampe agisse dans la profondeur, l'irritation est si intense qu'elle provoque une nécrose avec formation d'une cicatrice déformante, sans compter qu'elle n'arrive pas à détruire les tubercules de lupus, et de guérir en conséquence le lupus. Et Kromayer a déclaré la supériorité de sa lampe sur celle de Finsen précisément à propos du lupus vulgaire, qui est la plus fréquente et la plus importante de toutes les maladies qui nécessitent le traitement photothérapique.

La clinique vient aussi de son côté confirmer la supériorité de la lampe de Finsen.

Muller conseille d'employer la lampe de Kromayer dans les formes de lupus ulcéré, où elle produit une épithélisation, de même que dans le lupus exfoliatif. On abrège de cette manière la durée du traitement, et c'est comme une préparation pour les applications de Finsen qu'on doit employer la lampe de Kromayer dans le traitement du lupus vulgaire.

Mazzoni est de l'avis de Muller, d'employer la lampe de Kromayer, à la place des rayons Rœntgen, comme traitement préparatoire pour le Finsen. Avec le Kromayer seul il n'est jamais parvenu à faire disparaître les nodules lupiques.

Gottschalk emploie la lampe de Kromayer comme traitement intermédiaire du lupus exfoliatif et verruqueux, après les rayons Rœntgen et avant le Finsen ; de cette manière il abrège la durée du traitement sans rendre superflu l'emploi de la lampe de Finsen.

H. E. Schmidt, se basant sur les observations recueillies dans la clinique de Berlin, nie la possibilité de pouvoir employer la lampe de Kromayer avec le même avantage que le Finsen. Les applications répétées de la lumière de Kromayer conduisent, il est vrai, à l'aplatissement et à la guérison des infiltrations lupiques, mais il y a toujours dans la peau des nodules lupiques profonds résistants, qui ne réagissent plus aux applications successives. Les cicatrices sont beaucoup plus prononcées que celles consécutives aux applications de Finsen, le résultat esthétique est donc inférieur. Outre cela les cicatrices forment un obstacle à un traitement successif de Finsen, en empêchant la pénétration des rayons dans la profondeur des tissus.

Il faut donc reconnaître, qu'à part un petit nombre d'auteurs favorables, la majorité a renoncé à l'emploi de la lampe de Kromayer dans le traitement du lupus.

Nous ne voulons pas dire pour cela qu'elle doit être éloignée de l'arsenal du dermatologiste. Elle lui rend de grands services dans diverses maladies de la peau (lupus érythémateux, pelade, etc.) et le champ de ses applications va toujours augmentant, tout en restant limité au traitement des maladies qui sont localisées aux couches superficielles de la peau, où l'action irritante des rayons violets et ultraviolets, peu pénétrants, se fait d'une manière très efficace.

CHAPITRE II

DE L'EMPLOI DES SUBSTANCES SENSIBILISATRICES EN PHOTOTHÉRAPIE

Finsen et son école ont mis en évidence l'action prépondérante des rayons violets et ultraviolets sur les tissus. Par le choix de la source lumineuse et par la construction de son appareil il a cherché à augmenter autant que possible le nombre des rayons chimiques. On est allé même jusqu'à construire des lampes spéciales, comme celles de Bang, Strebel, Kromayer, etc., qui développent presque exclusivement des rayons bleus, violets et ultraviolets et très peu de ceux qu'on trouve dans la partie gauche du spectre.

En faisant la critique des appareils de Bang et de Kromayer nous avons noté que malgré leur richesse en rayons violets, ils sont peu efficaces dans le traitement du lupus vulgaire, parce qu'ils sont privés de pouvoir pénétrant.

L'école de Copenhague a démontré que ce pouvoir appartient pour la plupart aux rayons rouges, jaunes-verts, peu efficaces à produire une action énergique dans la profondeur des tissus.

Tappeiner et ses élèves ont le mérite d'avoir trouvé

une méthode par laquelle on peut rendre à ces rayons une force suffisante pour obtenir des résultats énergiques sur les cellules et sur l'organisme. TAPPEINER donna le nom de « manifestation photodynamique » à cette nouvelle action de la lumière.

O. RAAB en étudiant l'action qu'ont sur certains infusoires (Paramaecium caudatum) diverses substances qui par leur composition chimique se rapprochent de la quinine, comme par exemple le chlorure d'acridine, a trouvé que le temps nécessaire pour tuer les infusoires par ces substances, varie dans divers jours, d'après l'intensité de la lumière. Les infusoires tenus dans l'obscurité se conservaient vivants pendant plusieurs jours dans une solution d'acridine, tandis que la lumière solaire les tuait déjà après quelques minutes.

Or, l'acridine étant une substance phosphorescente, RAAB a répété l'expérience avec d'autres substances phosphorescentes et a trouvé qu'elles ont toutes la propriété photodynamique. Cette propriété est si intense que les substances phosphorescentes agissent même à des doses infinitésimales. Ainsi une solution de rose bengale de 1/6 000 000 tue le paramaecium en cinq minutes à la lumière diffuse.

Après RAAB, DANIELSOHN et ULLMANN constatent le même phénomène en se servant de la lumière électrique.

TAPPEINER et JODLBAUER, étudient alors, à la suite des recherches de RAAB, l'action des substances phosphorescentes sur les bactéries et trouvent que le temps nécessaire à leur destruction est plus grand que pour le paramaecium. Ils attribuent ce retard à la membrane qui enveloppe les bactéries et qui empêche les substances colorantes de pénétrer dans le corps cellulaire où se passe l'action photodynamique.

Dreyer augmente le pouvoir bactéricide de la lumière par l'érythrosine ; Mettler obtient le même résultat en colorant les milieux de culture par l'éosine et l'érythrosine. Jakobson constate la mort des bacilles tuberculeux, après vingt-quatre heures, dans de faibles solutions d'éosine.

Des bactéries on est passé aux ferments. Plusieurs auteurs avaient étudié déjà auparavant l'action de la lumière sur les ferments :

Downes et Blunt ont observé que l'invertine exposée au soleil pendant trois ou quatre semaines dans une solution de chlorure de sodium a une action beaucoup plus faible que le même ferment conservé dans l'obscurité.

Fermi et Pernossi trouvent que les solutions de pepsine et trypsine exposées au soleil sont plus faibles que celles tenues dans l'obscurité.

Emerling et Weiss trouvent qu'au contraire la lumière solaire a une faible action sur les ferments.

Schmidt-Nielsen étudie l'action de la lampe Finsen sur le ferment lab (chymosine) et trouve qu'à mesure que le temps d'exposition augmente le pouvoir coagulant du ferment diminue. Il attribue ce fait à l'action des rayons ultraviolets.

Les substances phosphorescentes, l'éosine, l'érythrosine, etc., ajoutées à des solutions de ferments, rendent ceux-ci inactifs. Ce phénomène fut étudié par plusieurs élèves de Tappeiner : Tillmitz pour l'invertine, Stark et Liebel pour la diastase qui transforme l'amidon en glucose, Rehm pour la papayotine qui décompose l'albumine, Riegner et Quiring pour le ferment lab qui coagule le lait, Locher pour la levure de bière.

Les substances phosphorescentes exercent une action analogue, *in vitro*, sur les toxines végétales (ricine, crotine, etc.,) et animales (toxine diphtérique, tétanique) ; dans l'organisme animal cette action est insignifiante, quelquefois même nulle. Les antitoxines, les compléments du sérum et les substances spécifiques des sérums précipitants subissent la même action photodynamique.

Les substances phosphorescentes augmentent aussi l'action de la lumière sur les cellules des organismes supérieurs. Ainsi Jakobson constate l'arrêt des mouvements ciliaires sur l'épithélium du pharynx de la grenouille. Sacharoff et Sachs ainsi que Pfeiffer observent la destruction des globules rouges et Salvendi celle des globules blancs.

Plus intéressantes pour nous sont les recherches faites sur l'action photodynamique des substances phosphorescentes introduites dans le corps des animaux, à cause des applications thérapeutiques qu'on pourrait en tirer.

Raab injecte l'éosine aux rats et les expose à la lumière ; il constate alors une nécrose des oreilles, qu'il attribue à l'action de la chaleur.

Jodlbauer et Busk obtiennent le même résultat, après avoir éliminé l'action de la chaleur. Après l'injection de l'éosine dans le courant circulatoire, ces auteurs constatent des œdèmes et nécroses sur différents points de la peau, ce qui prouve qu'on peut donner cette propriété photodynamique à un animal vivant entier.

Dreyer donne le nom de *sensibilisation* à la propriété

qu'ont les substances phosphorescentes de rendre plus sensibles à l'action de la lumière les organismes inférieurs et les cellules des organismes supérieurs.

Ce terme fut employé pour la première fois par A. W. Vogel, en 1873; il donna alors le nom de substances sensibilisatrices à celles qui rendent les sels d'argent sensibles aux rayons (rouges, orangés et verts) qui ordinairement n'exercent aucune action sur eux.

Les rayons, pour agir chimiquement, ont besoin d'être absorbés par les tissus. Les rayons violets et ultraviolets exercent une action sur les sels d'argent (d'où leur vient précisément le nom de rayons chimiques) parce qu'ils sont absorbés par ces sels. Si l'on trouvait le moyen de faire absorber le rouge, celui-ci agirait sur les sels d'argent de la même façon que les rayons ainsi dits chimiques.

Vogel a démontré que si l'on ajoute au sel d'argent une substance qui absorbe les rayons d'une certaine longueur d'onde (par exemple les rayons jaunes), le sel d'argent acquiert la propriété de réagir chimiquement aussi sous l'influence de ces rayons. Il arrive à la conclusion que pour rendre le bromure d'argent sensible à n'importe quelle couleur, il suffit de trouver une substance qui absorbe cette couleur.

Dreyer expérimente l'action de l'érythrosine, en solution de 1/8.000, sur une espèce d'infusoires « nassula », après lui avoir fait traverser une solution de bichromate de potassium, qui laisse passer seulement les rayons rouges, orangés et jaunes. Sous l'influence de l'érythrosine ces rayons acquièrent une action 660 fois plus grande que celle de la lumière normale. Il obtient le même résultat sur le bacille prodigiosus et arrive à la conclusion que par l'effet de la sensibilisation les rayons moins réfrangibles acquièrent un pouvoir égal à celui des rayons ultraviolets.

Il recherche aussi si l'action sensibilisatrice se manifeste dans les tissus et à cet effet il fait passer la lumière à travers plusieurs couches de peau. Il constate que sur les bacilles sensibilisés la lumière agit en 20 secondes à travers une couche de peau de 1 mm. 25 tandis que dans les conditions normales il faut 60 minutes pour obtenir le même résultat. De même, à travers 4 mm. 25 on obtient une action bactéricide après 400 secondes, tandis que sur les bactéries normales il est impossible d'obtenir le moindre effet à travers une couche aussi épaisse.

Dreyer fait aussi des expériences sur la grenouille et constate la même augmentation de l'action de la lumière sous l'effet de l'érythrosine. Il inocule ensuite dans l'oreille d'un lapin 1/10 de centimètre cube d'une solution d'érythrosine de 1 % (qui à elle seule n a aucune action irritante) ; sur cette oreille il applique l'autre oreille du même lapin et la refroidit par un courant d'eau continu en exerçant en même temps une forte compression. Il expose l'oreille normale pendant une heure à la lumière de l'appareil de Finsen, filtrée au moyen d'une solution de 5 % de monochromate de potassium, qui absorbe la moitié droite du spectre. Après l'application il constate que l'oreille normale ne présente aucune réaction, tandis que sur l'autre on note une hyperémie manifeste avec formation d'œdème.

C'est par hasard qu'on a constaté l'action sensibilisatrice directement sur l'homme. Prieme, en partant d'un

tout autre point de vue, expérimenta l'action de l'éosine sur les épileptiques ; il n'obtint aucun effet curatif,
mais constata au contraire divers symptômes d'intoxi-
cation sur les parties découvertes : œdèmes et ulcérations du visage et des mains, chute des ongles, etc.

Voyons maintenant quel est le *mécanisme intime* de
l'action des substances phosphorescentes sur la lumière.

Ledoux-Lebard a démontré que cette action augmente
en présence de l'oxygène. Ceci tendrait à prouver que
nous nous trouvons en face d'un processus chimique
qui transformerait l'énergie rayonnante en une autre
espèce d'énergie. La preuve qu'il s'agit bien d'un processus chimique se trouve dans le fait constaté par
Ledoux-Lebard que l'éosine exposée à la lumière acquiert
un pouvoir plus grand que celle conservée dans l'obscurité.

Tappeiner a démontré la présence d'un acide qui a
été identifié par Heffter comme acide phthalique,
oxalique, carbonique et bromique.

Dreyer a étudié le premier les *altérations histologiques* produites par la lumière sur la langue «sensibilisée » de la grenouille. Il trouve sur la partie irradiée
une forte tuméfaction œdémateuse avec vaso-dilatation
et formation de thrombus dans les capillaires et les
petits vaisseaux. Le lendemain on constate également
des thrombus des vaisseaux plus volumineux dans
l'épaisseur de la langue, et une légère diapédèse des
leucocytes.

Halberstædter étudie l'histologie des lésions produites sur la peau du cobaye, après une injection d'érythrosine de 1 %. Après une exposition de vingt minutes

à la lampe de Finsen-Reyn, il constate une forte vaso-
dilatation jusque dans la profondeur des muscles. Au
bout de trente minutes se manifeste une formation de
thrombus avec une abondante émigration de globules
rouges, tandis que celle des leucocytes est plutôt insignifiante. Après une application d'une heure ces altérations sont très prononcées et donnent un commencement de nécrose dans la partie centrale de l'épiderme,
et une forte diapédèse leucocytaire.

KOLSTER trouve à peu près les mêmes altérations
qu'HALBERSTÆDTER. Le seul point différent de leurs constatations c'est l'absence d'émigration des érythrocytes,
constatée par KOLSTER. D'après lui, la remarquable diapédèse leucocytaire est provoquée par une action ché-
miotactique de la part des substances élaborées par le
processus nécrotique ; la preuve en est que cette diapédèse est plus prononcée dans le point où se manifeste
la nécrose.

Dès les premières recherches de TAPPEINER et surtout
après toutes les constatations, que nous venons d'exposer, on a cherché à utiliser dans un *but thérapeutique*
cette nouvelle propriété de la lumière d'agir dans la
profondeur des tissus après un temps d'exposition beaucoup moindre que celui nécessaire par la méthode
originale de Finsen.

Les premiers essais dans ce sens furent faits par
TAPPEINER et JESIONEK sur les maladies parasitaires de la
peau (pityriasis versicolore, la tricophytie) en badigeonnant la peau avec une solution aqueuse d'éosine de 1 %,
et en l'exposant à la lumière du soleil ou d'un arc voltaïque.

Ils passent ensuite au traitement du cancer de la peau

et observent que l'ulcération se nettoie, que la surface devient granuleuse, que le bourrelet périphérique dur s'affaisse et que la zone d'infiltration périphérique disparaît. Ils observent en outre la résolution des condylômes et des ulcérations syphilitiques, traités par la même méthode.

En ce qui concerne spécialement le but de notre étude, c'est-à-dire le traitement du lupus, TAPPEINER et JESIONEK citent cinq cas traités par l'éosine et suivis d'une disparition des granulations tuberculeuses. Pour obtenir un résultat favorable dans le traitement du lupus, il est important que l'ulcération ne soit pas recouverte par l'épiderme. Un épiderme épais et résistant empêche l'imbibition des tissus avec l'éosine et dans ce cas on ne peut pas influencer les nodules tuberculeux.

Ces auteurs ont guéri par la même méthode une orchite tuberculeuse accompagnée d'une ulcération scrofulodermique du scrotum.

DREYER indique *la technique* de la sensibilisation et donne les règles suivantes :

1° Employer une solution stérile d'érythrosine (de GUBLER, Leipzig) de 1 °/₀₀ dans la solution physiologique (0,85 °/₀).

2° Injecter à peu près 0,5-1 centimètre cube pour une surface de 4-6 centimètres carrés, suivant la méthode de Schleich (infiltration cutanée), d'après le siège de la maladie.

3° 4 à 8 heures après l'injection faire une application de 15 à 20 minutes pour les tissus bien vascularisés ; pour les tissus cicatrisés le temps sera plus court.

NEISSER et HALBERSTÆDTER confirment les premiers résultats obtenus par DREYER sur la sensibilisation des bactéries, infusoires et de la langue de grenouille. Ils essaient ensuite sur la peau du cobaye, celle de l'homme, et trouvent qu'une application de 20 à 30 minutes avec la lampe de Finsen-Reyn donne sur la peau sensibilisée une réaction beaucoup plus intense que sur la peau normale. Après 3 à 6 heures se manifeste une infiltration œdémateuse, qui se propage dans la profondeur, de manière qu'après 6 à 8 heures la région irradiée devient dure et infiltrée comme un furoncle à son début. Après 12 heures la réaction diminue sans avoir donné des symptômes subjectifs, sauf une légère sensation de tension.

Ils expérimentèrent ensuite la méthode sur 25 malades, atteints non seulement de lupus, mais aussi de processus tuberculeux plus profonds et de cancer de la peau ; ils suivirent rigoureusement la technique indiquée par DREYER.

Sans formuler un jugement définitif, NEISSER et HALBERSTÆDTER, en se basant sur l'intensité et le décours de la réaction, admettent que celle-ci est plus énergique et plus efficace que dans le traitement ordinaire par la méthode de Finsen.

JESIONEK expose, dans une étude détaillée sur le traitement du cancer de la peau, sa technique, qui diffère de celle de DREYER. Il emploie des solutions faibles d'éosine de 0,01-0,1 % et rarement de 1 %, qu'il étend à la surface de la peau. JESIONEK a remarqué qu'en employant une solution forte, les cellules superficielles s'imprègnent d'éosine et forment une croûte, ce qui empêche le passage de la lumière. Il observe en outre qu'en employant les solutions fortes pendant un certain temps, le processus de réparation s'arrête, tandis qu'avec les solutions faibles l'épithélisation se continue plus complète. Il recourt à l'imbibition des tissus malades seulement à la périphérie des néoplasmes et se sert alors des injections intra-parenchymateuses d'une solution d'éosine de 0,01-0,1 %. De chaque côté il injecte à peine quelques gouttes, pour éviter que la substance phosphorescente ne forme une couche imperméable à la lumière.

Jesionek se sert presque toujours de la lumière solaire, et pendant la nuit il recouvre la région avec un petit pansement antiseptique, ou avec un emplâtre à l'oxyde de zinc.

Il se déclare satisfait du résultat de neuf cas traités. Quatre cas sont restés sans récidive pendant un an et demi. De ces malades deux furent atteints d'érysipèle de la face, dont l'un mourut et dont l'autre guérit.

Pick et Asahi emploient également comme source lumineuse la lumière du soleil à laquelle ils exposent le malade, autant que possible à l'air libre. Comme substance phosphorescente ils se servent exclusivement d'éosine de 1 % dans la solution physiologique. Les parties malades sont badigeonnées abondamment avec cette solution le matin et afin d'empêcher l'évaporisation pendant la journée, elles sont mouillées de temps en temps avec une solution physiologique, stérilisée. Les surfaces ulcérées sont d'abord nettoyées et les croûtes enlevées. Pendant la nuit ils protègent la plaie avec une pommade indifférente pour empêcher une nouvelle formation de croûtes.

Les auteurs ont traité de cette manière 22 cas, dont 12 de lupus, 1 de tuberculose verruqueuse, 5 de tricho-

phytie, 3 de « scrophuloderme », 1 d'ulcus rodens.
Dans t ous ces cas le résultat fut assez favorable ; on
observa une diminution des infiltrations, surtout dans
le processus hypertrophique et une extension rapide
de la cicatrisation. Les ulcérations superficielles de
lupus se recouvrirent rapidement d'épithélium.

Ils concluent en disant que le traitement par la lumière éosinique, d'après la méthode qu'ils ont employée, leur a fourni d'assez bons résultats même dans
le lupus ; ils sont pourtant loin de parler de guérison.
Il faudra encore de longs essais, des modifications
nombreuses, avant que nous ne soyons autorisés à parler de véritables guérisons.

LEDERMANN et QUENSTEDT obtiennent aussi des résultats favorables, tandis que POLLAND constate seulement
une légère amélioration, sans guérison.

WICHMANN emploie avec succès l'éosine pour sensi-
biliser les tissus aux rayons Rœntgen et réussit à faire
pénétrer ces derniers à une plus grande profondeur
avec un temps d'exposition moindre. D'après lui les
avantages de la méthode sont les suivants : diminution
de la durée d'exposition, diminution de la dose, augmentation de l'électivité et de l'action profonde.

Quoique la méthode de TAPPEINER soit assez récente,
elle a subi déjà des modifications qui ne sont pas entrées dans la pratique.

Ainsi SEQUEIRA badigeonne la région à traiter avec
une solution de 1°/. d'érythrosine et l'expose ensuite
à la lampe de Finsen.

GRAHAM fait des injections sous-cutanées d'esculine
(un glucoside extrait du châtaignier), en solution de
5 °/₀, à la dose de 5-30 centigrammes et expose en-

suite la région malade à la lampe de Finsen-Reyn.

ODIER injecte du bleu de méthylène avec de la cocaïne ; MORTON obtient de bons résultats avec la quinine et fluorescéine.

SORRENTINO sensibilise le tissu lupique en le badigeonnant d'une solution faible d'arsenic.

Naturellement les travaux de contrôle ne manquent pas, et quelques-uns arrivent à une conclusion défavorable à la méthode.

SPIETHOFF injecte dans l'oreille d'un lapin un centimètre cube d'une solution d'érythrosine à 1 °/₀₀, et dans 3 cas sur 5 se manifeste une réaction produite par une infiltration diffuse microcellulaire dans le tissu souscutané ; la solution de 0, 25 °/₀₀ ne donne aucune réaction. La réaction intense obtenue après les applications de Finsen sur une région sensibilisée avec l'érythrosine de 1 °/₀₀, serait, d'après SPIETHOFF une réaction double, due à celle de la lumière qui s'ajoute à celle de l'érythrosine. En sensibilisant avec l'érythrosine de 0, 20°/₀₀ la réaction, après l'application, serait la même que sur une peau normale.

SPIETHOFF a expérimenté la méthode dans 6 cas ; il injectait un centimètre cube d'une solution d'érythrosine de 1 °/₀₀ et exposait après 2 à 3 heures à la lumière Finsen pendant 20 à 30 minutes. L'application était si douloureuse, qu'il était obligé de l'interrompre pendant quelques minutes pour laisser reposer le malade. L'auteur ne se montre pas satisfait de la méthode et soutient que les résultats favorables (amélioration, épithélisation) auraient pu être obtenus avec les applications de Finsen seules.

FORCHHAMMER suit exactement la technique indiquée

par Dreyer. L'application devient douloureuse au moment où se manifeste la réaction, qui est très intense; elle peut se compliquer d'un phlegmon avec nécrose centrale qui guérit en laissant une cicatrice. La réaction dure longtemps, même plusieurs mois et le résultat thérapeutique est inférieur à celui obtenu par une application normale de Finsen.

Il a essayé de guérir le lupus de la muqueuse nasale, en introduisant dans les narines un tampon imbibé d'une solution d'érythrosine. Il fit une application de Finsen, en employant un compresseur de verre (afin d'éliminer les rayons ultraviolets) mais n'obtint aucun résultat favorable.

Il essaya alors de modifier la technique, en employant des solutions plus faibles: de 0,5-0,1 °/₀₀, des lampes moins intenses, mais le résultat fut toujours peu satisfaisant.

En présence de ces résultats, l'auteur ne condamne pas la méthode, vu les très beaux résultats obtenus dans le laboratoire ; il déclare seulement que la technique exacte est encore à trouver.

Frank Schulz, en contrôlant les résultats obtenus par Dreyer, confirme la partie qui regarde les bactéries. Il répète exactement l'expérience avec les oreilles de lapins et trouve que l'oreille sensibilisée présente, après l'application du Finsen, précisément la même réaction qu'une oreille sensibilisée non exposée à la lumière Finsen.

Il inocule en outre de l'érythrosine dans un lupus et fait une application de lumière sur une moitié, laissant cachée l'autre moitié. Il ne trouve après aucune différence entre les deux parties.

Malgré les résultats défavorables obtenus par ces derniers auteurs, le dernier mot n'est pas encore dit. Souhaitons qu'on réussisse à trouver une technique afin d'appliquer à la pratique les expériences du laboratoire, qui ont une si grande importance au point de vue scientifique. La photothérapie en profitera énormément, car l'emploi des substances sensibilisatrices permettrait une action profonde dans les tissus sans léser la surface de la peau, ce que ne font ni la méthode actuelle, ni le radium, ni les rayons Rœntgen; le temps d'exposition se réduirait à un tiers ou à un quart de celui qui est nécessaire actuellement ; on pourrait employer n'importe quelle source de lumière et des lentilles en verre commun. On s'imagine aisément combien alors diminuera le prix de chaque application et la rapidité avec laquelle se répandra ensuite l'emploi de la photothérapie.

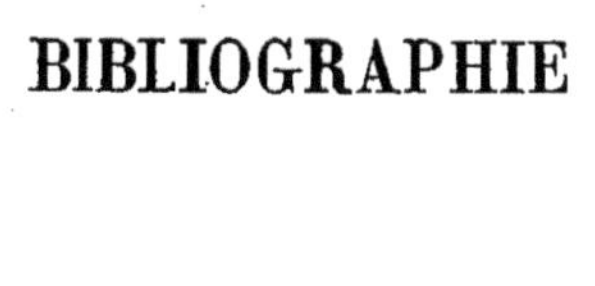

BIBLIOGRAPHIE

BIBLIOGRAPHIE

ARLOING. — *Comptes-rendus de l'Académie des Sciences,* 1885, vol. 100, p. 378 et vol. 101, p. 501.

— *Semaine médicale,* février, août, septembre 1885.

ARNOULD. — Influence de la lumière sur les animaux et sur les microbes, son rôle en hygiène. *Rev. d'hygiène,* 1895.

ARSONVAL (D') ET CHARRIN. — Influence des agents atmosphériques, en particulier de la lumière et du froid sur le bacille pyocyanique. *Comptes-rendus de l'Acad. des Sciences,* 1894, et *Semaine médicale,* 1894.

ASCHHOFF. — Ueber die Wirkung des Sonnenlichtes auf den Menschen. Freiburg in B. u. Leipzig, 1908.

ASSFALG. — Behandlung mit Quecksilberlicht. *Münch med. Wochenschrift* 1906, n° 41.

AUDRY. — Érythème tuberculiniforme chez une lupique traitée par la photothérapie. *Journ. des maladies cutanées et syphilitiques,* 1902.

AXMANN. — Die Uviolquecksilberlampe und Lichtbehandlung mittels ultravioletter Strahlen. *Medizinische Klinik,* 1906, n° 4.

— Lupusbehandlung mittels Uviollampe. *Deutsche med. Wochenschrift,* 1907, n° 30.

— Licht als Desinfiziens. *Zentralblatt f. Gynækologie,* 1908, n° 12.

BANG (S.). — Die Finsensche Lichttherapie. *Monatshefte f. prakt. Dermatologie,* 1898, Bd. 27.

Bang (S.). — Ueber die Behandlung des Lupus mit concentrierten Lichtstrahlen nach der Metode von Finsen.
      Klin. therapeut. Wochenschrift, Wien, 1898.

—   Traitement du lupus par les rayons lumineux concentrés d'après la méthode du professeur Finsen.
      Presse médic., 1898.

—   Die Finsensche Lichtsammelapparate. *Deutsche
      med. Wochenschrift,* 21 mars 1901.

—   Der gegenwærtige Stand der biologischen Lichtforschung und der Lichttherapie. *Berl. Klin. Wochenschrift,* 1901, n° 49.

—   Eine Lampe für Lichttherapie nach einem neuen
      Prinzip. Vorlæufige Mitteilung. *Deutsch med. Wochenschrift,* 26 sept. 1901.

—   Weitere Untersuchungen mit Eisenelektroden. *Deutsche med. Woch.,* 1902, n° 2.

—   Eine therapeutische Handlampe mit gekühlten
      Eisenelektroden. *Zeitschrift für physikal. u. diætetische Therapie,* 1902, t. V, H. 7.

—   Ueber die Verteilung bakterientœtender Strahlen
      im Spektrum des Kohlenbogenlichtes. *Mitteilungen
      aus Finsens medizinisch. Lichtinstitute,* Iéna,
      H. IX.

Bayle. — Contribution à l'étude de la photothérapie de
      Finsen. *Thèse de Lyon,* 1901.

Bellini. — Luce e salute. Fototerapia. Radioterapia. Milano,
      Hoepli, 1903.

Berger. — Ueber Lichttherapie. *Deutsche mediz.-Zeitung,*
      1901.

Bergmann. — Demonstration von geheilten Lupusfællen
      mittels Finsenscher Methode. *Berl. Klin. Wochenschrift,* 1901.

Bering. — Ueber die Wirkung violetter und ultra-violetter
      Lichtstrahlen. *Medizinisch naturwissenschaftliches
      Archiv.* Bd. I, 1907.

BERING. — Die Verwendung der Lichtstrahlen in der Dermatologie mit besonderer Berücksichtigung des Lupus vulgaris *Habilitationsschrift*, Kiel, 1908.

— Ueber die Behandlung von Hautkrankheiten mit der Kromayerschen Quarzlampe. *Deutsche med. Wochenschrift*, 1909, n° 2.

BERNHARD. — Die therapeutische Anwendung des Sonnenlichtes in der Chirurgie. *Jahresbericht über Leistungen und Fortschritte auf dem Gebiete der physikalischen Therapie*, 1908, Bd. I, p. 77.

BERT (Paul). — Influence de la lumière sur les êtres vivants. *Revue scientifique*, 1878.

BEURMANN (DE). — *Société de Dermatologie*, 3 juillet 1902.

BEURMANN (DE) ET DEGRAIS. —Contribution à l'étude du traitement du lupus vulgaire par la lumière. Présentation d'appareil. *Société de Dermatol. et Syphil.*, 3 novembre 1908.

— Traitement du lupus vulgaire de la face. *Presse médic.*, 1909, n° 17.

BIE (V.). — Prof. Finsens Lichttherapie.*Zeitschrift f. Elektrotherapie u. ærztliche Elektrotechnik*, novemb. 1899.

— Finsens Phototherapie. *Die mediz. Woch.*, 29 janv. 1900.

— Die Finsen'sche Phototherapie. *Therapeutische Monatshefte*, janv. 1900.

— Untersuchungen über die bakterientœtende Wirkung der verschiedenen Abteilungen des Spektrums. *Mitteilungen aus Finsens mediz. Lichtinstitut*, Leipzig, 1900, H. I.

— Ueber das Vermœgen des Lichtes Spross-und Schimmelpilze zu tœten, *ibidem*.

— Methoden zur Messung der bakteriziden Wirkung des Lichtes. *Mitteilungen*. H. VII.

— Ueber die bakterizide Wirkung ultravioletter Strahlen, *ibidem*.

Bie (V.). — Die Gewœhnung der Bakterien an Belichtung, *ibidem*.

— Ist die bakterizide Wirkung des Lichtes ein Oxy-dationsprozess ? *Mitteilungen*, H. IX.

— Ist die bakterizide Wirkung des Lichtes auf eine direkte Einwirkung oder auf eine indirekte Einwir-kung durch Entwickelung eines bakteriziden Stof-fes im Næhrsubstrate zurückzuführen ? *ibidem*.

— Die desinfizierende Wirkung des Wasserstoffsupe-roxyds, *ibidem*.

— Die Anwendung des Lichtes in der Medizin. Wies-baden, Bergmann, 1905.

Blacker et Clarke. — Light as a therapeutie agent. *The Praclitioner*, 1892.

Blaschko. — Der heutige Stand der Lupustherapie. *Medi-zinische Klinik*, 1906, n° 48.

Bordier. — Mécanisme de l'action de l'arc électrique sur les tissus dans la photothérapie. *Archives d'électricité médic. de Bergonié*, 1902.

— Chromo-actinomètre pour la lampe à vapeur de mercure et quartz, *ibidem*, 25 juillet 1908.

Bordier, et Nogier. — Recherches expérimentales sur la lampe à vapeur de mercure et au quartz. (Kromayer), *ibidem*, 10 mai 1908.

Bordier Morel et Nogier. — Action des radiations ultra-violettes émises par la lampe de Kromayer sur le sang et l'oxyhémoglobine pure. *Arch. d'Electr. médicale*, Bordeaux 1909, n° 254.

Bouchard. — Recherches nouvelles sur la pellagre. Paris, 1862.

— *Comptes rendus de la Société de Biologie*. Paris, 1877.

Breiger. — Die Verwendung des Eisenlichtes in der Licht-therapie. *Die mediz. Woche.*, 1903 n° 29.

— Die Lichttherapie in der Chirurgie. *Die mediz. Woche.*, 1904, n°s 34 et 35.

BROCA ET CHATIN. — *Comptes-rendus de l'Académie des Sciences*, mars 1902.

— *Annales de dermatologie*, avril 1902.

— *Comptes-rendus de la Société française de Dermatologie et Syphiligraphie*, avril 1902.

— *Archives d'électricité médicale*, mai 1902.

BUCHNER. — Ueber den Einfluss des Lichtes auf Bakterien. *Archiv f. Hygiene*, 1892, t. XVII, p. 179. *Centralblatt für Bakteriologie*, 1892, t. XI.

BUSCHAM. — Ueber Lichtbehandlung. Hygiea, 1901.

BUSK (G.). — Ueber die relative Penetrationsfæhigkeit der verschiedenen Spektralstrahlen gegenüber tierischem Gewebe. *Mitteilungen aus Finsens medizinischem Lichtinstitute*, Iéna, H. IV.

— Beitrag zu den Untersuchungen über die Durchstrahlungsmœglichkeit des Kœrpers. *Ibidem.*

— Lichtbiologie. Eine Darstellung der Wirkung des Lichtes auf lebende Organismen. *Mitteilungen*, H. VIII.

— Ueber farbige Lichtfilter. *Mitteilungen*, H. X, 1906.

— Beitrag zu den Untersuchungen über photochemische Hautreaktion. *Ibidem.*

— Bermerkungen über die Kromayersche Quecksilberwasserlampe. *Berl. Klin. Woch.*, 1907 n° 28.

CAPDEVIELLE. — Contribution à l'étude de l'action des rayons chimiques de la lumière sur la peau et les microorganismes. *Thèse de Lyon*, 1901.

CAPPELLI. — Sull'azione battericida della luce bianca e delle luci colorate. *Giornale italiano delle malattie veneree e della pelle*, 1908.

— Histologische Untersuchungen über die Wirkung der Kromayerschen Quarzlampe auf die normale Haut des Menschen und beim Lupus vulgaris. *Archiv. f. Dermatol. u. Syphilis.*, t. 95, fasc. I.

CHARCOT. — *Comptes rendus de la Société de Biologie*, 1858,
     p. 63.

CHATIN. — Les traitements photothérapiques du lupus de
     Willan. *Dauphiné médic.*, 1901.

CHATIN ET CARLE. — Photothérapie. La lumière agent bio-
     logique et thérapeutique. Paris, Masson.

CHATIN ET DRUELLE. — La photothérapie en dermatologie.
     Journal des maladies cutanées et syphilitiques,
     août 1902.

CHATIN ET NICOLAU.— Action bactéricide comparative de l'arc
     électrique au fer (Charbons de Broca) et de l'arc
     ordinaire. *Comptes rendus de l'Académie des Scien-
     ces*, janvier 1903.

CLASEN. — Kasuistische Beitræge zur Eisenlichtbehandlung.
     Therapie der Gegenwart, 1903, nº 8.

—   Einige kasuistische Mitteilungen zu der Lichtthe-
     rapie. *Archiv. für Lichttherapie*, 1903, H. 2.

CLEMENSEN. — A brief review of Finsen's phototherapy.
     Journal of the Americ. medical Association, 1902.

CURCHOD. — La lampe Dermo et le traitement du lupus
     II⁰ Congrès international pour l'électrologie médi-
     cale et radiologie, Berne, 1-6 septembre 1902.

DANIELSOHN. — Ueber die Einwirkung verschiedener Akri-
     dinderivate auf Infusorien. *Inaugural-Dissertation*,
     München, 1899.

DARBOIS. — Traitement du lupus vulgaire suivant les indi-
     cations. *Thèse de Paris*, 1901.

DEFONTAINE. — Coup de soleil électrique. *Semaine médicale*,
     1888.

DÉGRAIS. — Des rayons chimiques et de leur emploi dans la
     thérapeutique des affections cutanées. Traitement
     du lupus par l'appareil Finsen. *Thèse de Paris*,
     1901.

DIEUDONNÉ. — Ueber die Bedeutung des Wasserstoffsuper-
     oxyds für die bakterientötende Kraft des Lichtes.

Arheiten aus dem Kaiserl. Gesundheitsamt, vol. IX, 1894.

DOUTRELEPONT. — Histologische Untersuchungen über die Einwirkung der Finsenschen Behandlung bei Lupus. *Deutsche med. Wochenschrift*, 1905.

DOWNES. — On the action of sunlight on microorganisms, etc. *Proceedings of the royal Society*, t. 40, p. 14.

DOWNES ET BLUNT. — *Proceedings of the royal Society of London*, 1877, t. 26, p. 488.

— On the influence of light upon protoplasm, *ib.*, 1879, t. 28.

DREYER. — Die Einvirkung des Lichtes auf Amœben. *Mitteilungen aus Finsens medizinischem Lichtinstitute*, Iéna, H. IV.

— Untersuchungen über die Einwirkung des Lichtes auf Infusorien, *ib.*, H, VII.

— Sensibilisierung von Mikroorganismen und tierischen Geweben, *ibidem*.

— Lichtbehandlung nach Sensibilisierung. *Dermatolog. Zeitschrift*, 1903, t. X, H. 6.

DREYER ET JANSEN. — Ueber deu Einfluss des Lichtes auf tierisches Gewebe. *Mitteilungen aus Finsens medizinischem Lichtinstitute*, Iéna, H. IX.

DRIGALSKI. — Zur Wirkung der Lichtwærmestrahlen. *Centralblatt für Bakteriologie*, t. 27, p. 788.

DROSSBACH. — Zur modernen Lichttherapie. *Deutsche mediz. Wochenschrift*, 21 sept. 1901.

DUCLAUX. — *Annales de l'Institut Pasteur*, 1887.

— Traité de Microbiologie, t. I. Paris, 1898.

EHRMANN. — Versuche über Lichtwirkung bei Hydroa aestivalis (Bazin) Sommereruption (Hutchinson). *Archiv f. Dermatol. u. Syphilis*, t. 78, 1905.

— Die Entwicklung des Pigments. *Bibliotheca medica*, 1896.

— Pigmentanomalien. Erytheme. *Mracek's Hand-*

buch der Hautkrankheiten, Wien, Alfred Hœlder.

EHRMANN. — Psoriasis behandelt durch Uviollicht. *Wiener Klin. Wochenschrift*, 1907.

— Die Anwendung der Elektrizitæt in der Dermatologie. Wien, 1908.

EMERLING. — Eie Einwirkung des Sonnenlichtes auf die Enzyme. *Berichte der deutschen chemischen Gesellschaft*, 1901, t. 34, 3, p. 3811.

FARINOS Y MARQUES. — La fototerapie en el lupus. *Oto-rhinolaringol. espana*, 1902.

FERMI ET PERNOSSI. — Ueber die Enzyme. *Zeitschrift für Hygiene u. Infektionskrankheiten*, 1894, t. 18, p. 86.

FINSEN. — Ueber die Wirkungen des Lichts auf die Haut. *Hosvitalstidende*, 1893.

— Ueber die schädliche Wirkung der chemischen Strahlen *Ibidem*, 1893.

— Les rayons chimiques et la variole. *Semaine médicàle*, 1894.

— Traitement du lupus par les rayons chimiques concentrés. *Semaine médicale*, 1897.

— De la photothérapie. *Presse médic.*, 1898.

— La photothérapie. Paris, Naud, 1899.

— Ueber die Bedeutung der chemischen Strahlen des Lichtes für Medizin und Biologie. Leipzig. Vogel, 1899.

— Ueber die Anwendung von kouzentrierten chemischen hichtstrahlen in der Medizin (*F. C. Vogel, Leipzig*, 1899).

— Die Resultate der Behandlung des Lupus vulgaris durch concentrierte chemische Lichtstrahlen. *Allgem. Wiener mediz. Zeitung*, 1900.

— Institut photothérapique subventionné par l'État danois et par la ville de Copenhague. Traitement de la variole par la lumière rouge. Photothérapie. Bains de lumière. Paris, Naud, 1900.

— Traitement du lupus vulgaire par les rayons lumineux concentrés. *XIIIe Congrès international de Médecine*. Paris, 1900. *Section de Dermatologie*.

FINSEN. — Bemerkungen betreffend der Lampe Dermo.*Deutsche mediz. Wochenschrift*, 1902, n° 2.

— Die Bekæmpfung des Lupus vulgaris. Iéna, G. Fischer, 1903.

FINSEN ET FORCHHAMMER. — Resultat der Lichtbehandlung bei unsern ersten 800 Fällen von Lupus vulgaris. *Mitteilungen aus Finsens medizin. Lichtinstitut* Iéna, 1907, H. V et VI.

FINSEN ET REYN. — Ein neuer Lichtsammelapparat für Einzelbehandlung. *Mitteilungen*, H. VI.

FLEXNER ET NAGUCHI. — The effect of eosin upon tetanustoxin and upon tetanus in rats and guienea-pigs. *The Journ. of experimental Medicin*, 1906, t. VII, 1.

FORCHHAMMER. — Congrès pour l'étude de la tuberculose. Paris, 1898.

— Die Finsen-Therapie und ihr gegenwærtiger Stand in der Dermatologie. *VIIe Versammlung der deutschen dermatologischen Gesellschaft*, Breslau, 1901.

— Eine klinische Mitteilung über Lichtbehandlung nach Sensibilisation. *Deutsche mediz. Wochenschrift*, 1904, n° 38.

FOVEAU DE COURMELLES ET TROUVÉ. — Appareil permettant diverses applications physiologiques de la lumière produite par une lampe à incandescence. *Comptes rendus de l'Académie des Sciences*, 1900.

FOVEAU DE COURMELLES. — De l'action thérapeutique de la lumière. *Arch. de thérapeutique*, 1901.

— Les lumières froides et refroidies en thérapeutique. *Rev. méd.*, 1902.

— Lupus, tuberculose et lumière. *Revue clin. d'androl. et de gynécol.*, 1902.

— De la lumière froide. *Actualité médic.*, 1902.

Foveau de Courmelles. — Les cures de lumière. *Rev.méd.*, 1902.
— Nouvelles méthodes photothérapiques. *Archives de thérapeut.*, 1902.
— La photothérapie. Paris, 1903.

François. — La photothérapie. *Presse méd. belge*, 1902.
— La photothérapie (Méthode Finsen). *Annales de la Soc. de Méd. d'Anvers*, 1902.

Franz. — Licht als Desinfiziens. *Centralblatt für Gynækologie*, 1908, nos 1, 2.

Freund. — Beitrag zur Durchlæssigkeit für Licht in der Epidermis. *Archiv für Dermatologie und Syphilis*, 1901, t. 58.
— Lichtstrahlen und Rœntgenstrahlen als Heilmittel. *Jahrbuch f. Photographie u. Reproduktionstechnik*, Halle, 1901.

Freund. — Ve Congrès international de dermatologie. Berlin, 1904.

Gaillard. — Influence de la lumière sur les microorganismes. *Thèse de Lyon*, 1888.

Garnault. — Sur quelques applications thérapeutiques de la lumière. *Comptes rendus de l'Académie des Sciences*, 1900.

Gastou, Baudoin et Chatin. — Un an d'applications photothérapiques avec l'appareil Lortet-Genoud. *Ann. de Dermatol.*, 1902.

Gavazzeni. — Ricerche sulle modificazioni istologiche determinate dalle applicazioni di Finsen sulla pelle luposa. *Giornale italiano delle malattie veneree et della pelle*, 1907.

Gebhardt. — Die Heilkraft des Lichtes. Leipzig, 1898.
— Licht und Leben. Leipzig, 1898.

Geissler. — Zur Frage der Wirkung des Lichtes auf Bakterien. *Centralblatt f. Bakter.*, 1892, t. 11.

Gerber. — Tuberkulose und Lupus der Nase. *Heymann's Handbuch der Laryngologie*. Wien, Alfred Hœlder.

GERMAN. — Ueber die Wirkung der Quarzglasquecksilber-
lampe. *Centralblatt f. Bakter.*, 1907.

GILCHRIST. — Case of lupus vulgaris of ten years duration
successfully treated by the Finsen lamp. *Glasgow
med. Journ.*, 1902.

GODNEFF. — Cité chez Boubnoff: Ueber die Permeabilitætsver-
hæltnisse der Kleidungsstoffe zum chemisch wirken-
den Sonnenstrahl. *Archiv. f. Hygiene*, t. X, p. 335.

GOERL. — Zur Lichtbehandlung mit ultravioletten Strahlen.
Münch. mediz. Woch., 1901, nº 19.

GOTTHEIL. — Actinotherapy in cutaneous medicine. *Journal
of Americ med. Ass.*, 1906, t. 37.

GOTTHEIL ET FRANKLIN. — *Medical Record*, april 1902.

GOTTSCHALK. — Der Lupus und seine Behandlung. *Archiv für
Dermat. u. Syphilis*, 1909, t. 95.

GRAHAM. — *The Lancet*, 16 déc. 1905.

GRANES. — Fototerapie. *Gaz. med. Catalana*, 1901.

GRUDZINSKI ET KOUWERSKI. — La lumière comme agent thérapeutique. *Gaz. lekarska*, 1901.

GRUND. — Beitræge zur Einwirkung von Sonnenlicht und
Rœntgenstrahlen auf die Haut des Kaninchens. *Ver-
handl. des Kongresses für innere Medizin*, Wiesbaden, 1905. — *Zieglers Beitræge zur path. Anatomie
u. zur allg. Pathologie*, 1905.

GUERSHOUNT. — De l'ulcère rond et de l'action exercée sur
lui par la lumière concentrée de l'arc de Volta, d'a-
près la méthode Finsen. *Wratch*, 1902.

GUIMBAIL. — La thérapeutique par les agents physiques. Paris, Baillière, 1900.

HAHN ET WEIK. — Zwei Fælle von Xeroderma pigmentosum
mit experimentellen Untersuchungen über die Einwirkung verschiedener Lichtarten. *Arch. für Dermatol. u. Syphilis*, t. 87, p. 370.

HALBERSTÆDTER. — Zur Rœntgen und Lichtbehandlung. *Wiener med. Zentral. Zeitung*, 1904, nº 29.

HALBERSTÆDT R. — Mitteilung über Lichtbehandlung nach Dreyer.Zur Theorie der Sensibilisierung und Prüfung einiger Sensibilisatoren. *Münch. med. Woch.*, 1904, n° 14.

HAMMER. — Ueber den Einfluss des Lichtes auf die Haut. Stuttgart, 1891.

HEFFTER. — Die bei der Autoxydation des Eosins entstehenden Produkte. *Berichte der deutschen chemischen Gesellschaft*, t. 38, p. 3633.

HEIDINGSFELD. — Kromayer Quarz Vacuum Mercury Lamp. *The Lancet Clinic*, Cincinnati, t. 98, 1907 n° 17.

HEIM. — Der jetzige Standpunkt des Lichtheilverfahrens und Beitrag zur Wirkung elektrischer Lichtbæder. *Deutsche Mediz. Zeitung*, 1900.

HELLMER. — Heliotherapie. *Centralblatt f. die gesammte Therapie*, 1901.

HERTEL. — Ueber die Einwirkung von Lichtstrahlen auf den Zellteilungsprozess. *Zeitschrift f. allgemeine Physiologie*, 1905, t. V, p. 535.

— Ueber die Bedeutung des Pigmentes für die physiologische Wirkung der Lichtstrahlen. *Ib.*, 1906, t. VI, p. 59.

HESSE. — Zur Tiefenwirkung des Quarzlampenlichtes. *Münch. med. Wochenschrift*, 1907, n° 35.

HEYMANN. — Erfahrungen mit der Quarzlampe. *Deutsche med. Wochenschrift*, 1907, n° 42.

HOPKINS. — A visit to the Finsen-institute. *Philadelphia med. Journal*, 1900.

— Light and radiances in the treatment of disease. *Ibidem*, 1901.

HOVENT. — La photothérapie ou traitement des maladies par la lumière. Bruxelles, Lebègue et Cie, 1901.

HUBER. — Der heutige Stand der Finsen-Therapie. *Wiener med. Wochenschrift*, 1902, n° 20.

JACOBSOHN. — La fluorescéine et la tuberculinoréaction précoce.

Comptes rendus de la Soc. de Biologie, t. 56, p. 713.

JADASSOHN. — Tuberkulöse Hauterkrankungen. *Mracek's Handbuch der Hautkrankheiten*, t. IV, 1, p. 426.

JADASSOHN ET SCHULZ. — Bericht über die Tætigkeit des Finsen-Instituts der dermatologischen Universitætsklinik im Inselspital zu Bern, 1903.

JAKOBSON. — Ueber die Wirkung fluoreszierender Stoffe auf Flimmerepithel. *Zeitschrift f. Biologie*, t. 41, p. 444.

JAMIESON. — The influence of light on the development of bacteria. *Nature*, t. 26, p. 244.

— On the employment of adrenalin as an adjunct to the light treatment of lupus. *British medical Journal*, 1902.

JANOWSKI. — *Centralblatt f. Bakteriologie*, 1890, t. 8, p. 167.

JANSEN. — Die Dermolampe. *Wien. Klin. Rundschau*, 1902, nᵒ 49.

— Untersuchungen über die Fæhigkeit der bakteriziden Lichtstrahlen durch die Haut zu dringen. *Mitteilungen aus Finsens mediz. Lichtinstitut*, Iéna, t. IV, p. 37.

— Ueber Wærmewirkung bei Finsenbehandlung. *Berl. Klin. Wochenschrift*, 1906, nᵒ 43.

— Ueber Gewebsterilisation und Gewebsreaktion bei Finsenlichtbehandlung. *Zieglers Beitrage zur path. Anatomie und zur allg. Pathol.*, 1907, t. 41, p. 302.

— Ueber die Resistenz des Tuberkulins dem Lichte gegenüber. *Centralblatt f. Bakteriologie*, 1906, t. 41.

— Histologische Untersuchungen der durch Kromayer's Quecksilberquarzlampe erregten Lichtentzündung. *Arch. f. Dermat. u. Syphilis*, t. 90, p. 53.

JANSEN ET DELBANCO. — Die histologischen Verænderungen des Lupus vulgaris unter Finsens Lichtbehandlung *Arch. f. Dermat. u. Syphilis*, 1907, t. 83, p. 323.

JARISCH. — Die Hautkrankheiten. Wien, Hœlder, 1908.

JENSEN. — Experimentelle Untersuchugen über die biologische Tiefenwirkung der medizinischen Quarzlampe
und des Finsenapparates. *Münch. med. Wochenschrift*, 1907, n° 28.

JENSEN ET JANSEN. — Untersuchungen über die Widerstands-
fæhigkeit der Geschwulstzellen gegenüber intensi-
vem Licht. *Mitteilungen aus Finsens medizinischem
Lichtinstitut*, Iéna, 1904, t. VII.

JERSIELD. — Einige Fælle von Alopecia areata mit concentrierten chemischen Lichtstrahlen behandelt. *Mitteilungen aus Finsens medizinischem Lichtinstitut*,
Leipzig, 1900.

— Cas de pelade traités par les rayons chimiques. *Annales de dermat. et syphiligr.*, 1899.

JESIONEK. — Lichttherapie nach Prof. von Tappeiner. *Münch.
med. Wochenschrift*, 1904, nᵒˢ 19, 22, 23.

JESIONEK ET TAPPEINER. — Die Behandlung der Hautkarzi-
nome mit fluoreszierenden Stoffen. *Deutsches Archiv
f. Klin. Medizin*, 1905, t. 82.

JESSNER. — Hautverænderungen unter Lichtwirkung. *Deutsche mediz. Zeitung*, 1902.

JOACHIM. — Beitræge zur Behandlung von Hautkrankheiten
mit konzentriertem Licht. *Inaugural-Dissertation*,
Kœnigsberg, 1903.

JODLBAUER. — Die sensibilisierende Wirkung fluoreszierender
Stoffe. *Jahrbuch über Leistungen und Fortschritte
auf dem Gebiete der physikalischen Medizin*, 1908,
t. I, p. 280.

JODLBAUER ET BUSK. — Ueber die Wirkung von Fluorescein
und Fluoresceinderivate im Lichte und im Dunkeln.
Arch. internat. de pharmacodynamie et de thérap.,
1905, t. XV, p. 263.

JOHANSEN. — Untersuchungen über die Wirkung der Kromayerschen Lampe und der Finsen-Reynlampe auf
Chlorsilberpapier. *Berl. Klin. Wochenschrift*, 1907.

Jousset. — Action de la lumière solaire et de la lumière diffuse sur les crachats tuberculeux. *Comptes rendus de la Soc. de Biologie*, 1902.

Jungmann. — Technisch-therapeutische Mitteilungen zur Lupusbehandlung,speziell zum Finsenbetrieb. *Wiener Klin. Wochenschrift*, 1906, n° 28.

— Indikationen der Lupustherapie nach ihrem gegenwærtigen Stande. *Arch. für Dermat. u. Syphilis*, t. 87, H. 2-3.

— Technische Verbesserungen im Finsenbetrieb. *Mitteilungen aus der Wiener Lupusheilstætte*, 1907.

— Lichttherapie bei Hautkrankheiten. *Jahrbuch über Leistungen und Fortschritte auf dem Gebiete der physikalischen Medizin*, Leipzig, 1908,t. I, p. 316.

Kaiser. — Behandlung der Lungentuberkulose und anderer tuberkulœser Erkrankungen mit ausschliesslich blauem Lichte.Wien u.Leipzig,W.Braumüller,1902.

— Methode und Erfolge der Blaulichtbehandlung. *Wien. Klin. Wochenschrift*, 1903, p. 299.

Kattenbracker. — Die Einvirkung des Lichtes auf gesunde und kranke Lebewesen. Hygiea, 1896.

— Die Indikationsstellung für die verschiedenen Anwendungsformen der Lichttherapie. *Archiv. für Lichttherapie*, 1900.

— Fortschritte auf dem Gebiete der Finsenschen Lupusbehandlung. *Centalblatt f. Chirurgie*, 1902.

— Progrès apportés dans le domaine du traitement du lupus par les rayons de Finsen. *Revue internat. de thérap. physique*, 1902.

Kattenbracker, Bloch et Dreyfus. — Progrès apportés dans le domaine du traitement du lupus par les rayons de Finsen. *Bulletin offic. de la Soc. franç. d'Électrothérapie*, 1902.

Keller. — Untersuchungen über die bakterizide Wirkung des Quecksilberlichtes (Uviol und Quarzquecksilberlampe). *Inaugural-Dissertation*, Zürich, 1905.

KIENBOECK. — Der Einfluss des Lichtes. *Wien. Klin. Wochenschrift*, 1900, n° 50.

KIMB. — Instrument for use in phototherapy. *Journ. of the Americ. med. Ass.*, 1900.

— Light as a remedial agent. *Medical Review*, 1900.

KLINGMÜLLER ET HALBERSTÆDTER. — Ueber die bakterizide Wirkung des Lichtes bei der Finsenbehandlung *Deutsche med. Wochenschrift*, 1905, n° 14.

KOLSTER. — Studien über die Einwirkung gewisser Lichtstrahlen auf sensibilisiertes Gewebe. *Mitteilungen aus Finsens medizinisch. Lichtinstitut*, Iéna, H. X.

KOTLIAR. — *Vratch*, 1892, n° 39 et *Annales de l'Institut Pasteur*, mai 1893.

KROMAYER. — Quecksilberwasserlampen zur Behandlung von Haut und Schleimhaut. *Deutsche med. Wochenschrift*, 1906, n° 10.

— Eisenlicht, experimentelle und klinische Untersuchungen. *Dermat. Zeitschrift*, t. X.

— Die Anwendung des Lichtes in der Dermatologie. *Berl. Klin. Wochenschrift*, 1907, n°ˢ 3-5.

— Resultate der Lichtbehandlung bei Alopecia areata. *Monatshefte f. prakt. Dermatol.*, 1905, t. 41.

— Das neueste Modell der Quarzlampe. *Dermatol. Zeitschrift*, 1907, p. 236.

— Finsen-Reyn contra Quarzlampe. *Archiv für Dermatol. u. Syphilis*, 1908, t. 92.

— Die bisherigen Erfahrungen mit der Quarzlampe. *Monatshefte für praktische Dermatol.*, 1908, t. 46, p. 20.

KROMAYER ET DYCK. — Die Quarzlampe. Ihre Geschichte, Technik und Indikationen. *Jahrbuch über Leistungen und Fortschritte auf dem Gebiete der physikalischen Medizin*, Leipzig, 1908, t. I, p. 143.

KRÖNE. — Beitræge zur Phototherapie. *Inaugural-Dissertation*, Leipzig, 1904.

KRUSE. — *Zeitschrift für Hygiene*, 1898, t. 19.

KÜMMEL. — Die Behandlung des Lupus mit Rœntgenstrahlen und mit concentriertem Licht. *Verhandlungen
der deustchen Gesellschaft f. Chirurgie*, 1898.

LANG. — Die Heilstætte fur Lupuskranke in Wien. *Wiener
Klin. Wochenschrift*, 1904, n° 38.

— Die Behandlung des Lupus. *Wiener med. Presse*,
1907, n° 45.

— Mitteilungen aus der Wiener Heilstætte für Lupuskranke. Wien, 1907.

— Der Lupus und dessen operative Behandlung. Wien,
I. Safar.

— Lichtbehandlung von Schleimhaut-Affektionen.
Allg. med. Zentral-Zeitung, 1901, n° 80.

LANGSDORF. — Die Lichtfarbenstrahlen und ihre Heilkraft
für Krankheiten. Wiesbaden, 1900.

LASSAR. — Bericht über die Prof. Finsen'sche Lupusbehandlung. *Dermat. Zeitschrift*, 1899, n° 6.

— Ueber die neueren Methoden der Lupusbehandlung
Zeitsch. f. physik. u. diæt. Therapie, Bd. IV, p. 15.

LEBON. — La photothérapie. Traitement des dermatoses par
les rayons chimiques concentrés. Paris, Soc. d'édi-
tions scientifiques, 1901.

LEDERMANN. — *Archiv. fürDermatol. u. Syphilis*, t. 70, p. 144.
— *Dermatol. Zeitschrift*, 1904, p. 431. — *Monatshefte für praktische Dermatologie*, t. 38, p. 231.

— Kritische und therapeutische Beitræge zur Kenn-
tniss der Quarzlampe. *Berl. Klin. Wochenschrift*,
1907, n° 51.

LEDOUX-LEBARD. — Action de la lumière sur le bacille dipthé-
rique. *Arch. de méd. expérim. et d'anat. patholog.*
Série I, t. V, 1893.

140 BIBLIOGRAPHIE

Leroux-Lebard. — Action de la lumière sur la toxicité de l'éosine et de quelques autres substances. *Annales de l'Institut Pasteur*, 1902, t. XVI, p. 587.

Leduc. — *Comptes rendus de l'Académie des Sciences*, 1899.

— Production électrique des rayons chimiques pour les applications médicales. *Annales d'Électrobiologie*, mars-avril 1901.

Lepeut. — Contribution à l'étude du traitement du lupus de la face par la photothérapie. *Thèse de Paris*, 1901.

Leredde. — La photothérapie. *Bull. de la Soc. de Thérapeutique*, 1901.

— Les indications de la photothérapie dans le traitement des dermatoses limitées de la face, *Presse médicale*, 1901.

— La photothérapie et ses applications à la thérapeutique des affections cutanées. Paris, O. Doin, 1901.

— Mode d'action des agents physiques faisant partie du domaine de l'électricité médicale dans le traitement du lupus. *Arch. d'Électricité médicale*, 1902.

Leredde et Pautrier. — Le traitement des tuberculoses cutanées d'après la méthode de Finsen. *Soc. franç. de dermatologie*, 1902.

— Le traitement de la tuberculose cutanée d'après Finsen. Les indications et les contre-indications de la photothérapie. *Congrès de Toulouse*, avril 1902.

— Résultats de la cure photothérapique dans le lupus tuberculeux de la face. *Bulletin génér. de thérapeutique*, 1902.

— Photothérapie et photobiologie. Paris, Naud, 1903.

Lesser. — Ueber die Lichtbehandlung von Hautaffektionen nach der Finsen'schen Methode. *Zeitschrift f. diætetische u. physik. Therapie*, 1901.

— Demonstration von geheilten Lupusfællen. (Finsensche Methode). *Berl. Klin. Wochenschr.*, 1901.

Lesser. — Die neuen Behandlungsmethoden des Lupus. *Zeitschrift für diætetische u. physik. Therapie*, t. IX, 1905-1906.

— Die Finsen'sche Lichtbehandlung des Lupus *Berl. Klin. Wochenschr.*, 1904, n° 6.

— Zur Finsenbehandlung des Lupus. *Berl. Klin. Wochenschrift*, 1905, n° 4.

— Das Licht als Heilmittel. *Zeitschrift für ärztliche Fortbildung*, 1907.

— Lehrbuch der Hautkrankheiten, 12. Auflage, Leipzig, 1908.

Lichtwitz. — Ueber die Wirkung fluorescierender Stoffe auf normale und hæmolytische Sera. *Münch. med. Wochenschrift*, 1904, n° 36.

Liebel. — *Inaugural-Dissertation*, München, 1905.

Liebreich. — Ueber Lichttherapie, *Deutsche Medizinal-Zeitung*, 1901.

Lindemann. — Ueber Lichttherapie. *Deutsche Medizinal-Zeitung*, 1901, 29 avril.

Linser et Helber. — Experimentelle Untersuchungen über das Blut und Bemerkungen über die Einwirkung von Radium und ultraviolettem Lichte. *Deutsches Archiv für Klin. Medizin*, 1905, t. 83.

Locher. — *Inaugural-Dissertation*, München, 1906.

Loewenthal. — Das Licht als Heilfaktor. *Archiv für Lichttherapie*, 1901.

Lohde. — Kromayersche Quarzlampe. *Deutsche med. Wochenschrift*, 1907, p. 1278.

— Die Behandlung der Hautkrankheiten mit der Quarzlampe. *Zeitschrift f. die arztl. Praxis*, 1907, n° 23.

Lortet et Genoud. — La lumière, agent thérapeutique. Lyon, 1900.

— *Comptes rendus de l'Académie des Sciences*, mars et mai 1901.

— Phototherapeutischer Apparat für Anwendung der

Finsenschen Methode ohne Kondensator. *Archiv·
f. Dermatol. u. Syphilis*, 1901, t. 57.

Luth. — Indikationen für Kromayers medizinische Quarzlampe. *Medizinische Klinik*, 1908, p. 49.

Lundsgaard. — Die Behandlung des Lupus coniunctivae.
*Mitteilungen aus Finsens medizinischem Lichtin-
stitute.* Iéna, H. X.

— Lichtbehandlung von Lupus coniunctivae. *Klinische
Monatsblætter für Augenheilkunde.* Février-mars
1906.

Maar.— Zur Tiefenwirkung der Finsen-Reynlampe und der
Kromayerschen Lampe. *Archiv f. Dermat. u. Syphilis*, 1908, t. 90.

Maas. — Die medizinische Quarzlampe, eine neue Lampe für
Phototherapie. Analyse : *Münch. med. Wochenschrift*,
1907, no 41.

Mac-Leod. — The pathological changes in the skin produced
by the rays from a Finsen lamp. *Brit. med. Journ.*,
1902.

Marcuse. — Der gegenwærtige Stand der Lichttherapie. *Zeitschrift f. diætetische u. physik. Therapie*, 1902.

— Lichttherapie. *Handbuch der physikalischen Therapie.* Leipzig, 1901.

Marie.— Technique des applications médicales de la lumière
électrique. *Arch. d'électr. méd.* 1901, p. 717-736 et
Revue internat. d'électrothérapie, 1901, nos 11 et 12.

— La chaleur radiante lumineuse employée comme
agent thérapeutique. *Arch. méd. de Toulouse*, 1902.

— Des agents physiques et mécaniques en pathologie.
Photothérapie. Méthode de Finsen. *Ib.*, 1902.

— Quelques remarques pratiques sur l'emploi de l'arc
électrique en photothérapie. *Arch. d'Électricité méd.*,
1902.

— *Ib.*, 1904, 10 mars.

Marshall-Ward. — The action of light on bacteria. *Procee-*

dings of the Royal Soc. of London, 1893-1894, t. 53, 54 et 56.

Mauser. — Zur Lichtbehandlung. *Archiv. f. Lichttherapie*, 1900.

Mazerette. — De la compression en photothérapie. *Annales de Dermatologie*, 1905, p. 315.

Mazzoni. — La fototerapia colle lampade a vapori di mercurio e principalmente con l'apparecchio di Kromayer. *Atti del IX congresso d'Idrologia, Climatologia e Terapia fisica*, Perugia, 1908.

Meirowski.—Untersuchungen über die Wirkungen des Finsenlichtes auf die normale und tætowierte Haut des Menschen. *Monatshefte für prakt. Dermatologie*, 1906, t. 42.

Mendes da Costa. — Kwarts-Lampe. *Société hollandaise de Dermatologie*, 9 décembre 1906.

Mettler. — Ueber die bakterizide Wirkung des Lichtes auf gefærbte Næhrböden.*Archiv.f.Hygiene*, t. 54,p.49.

Minin. — Ueber die Behandlung des Lupus mit blauem elektrischen Licht. *Die medizinische Woche*, 1901.
— Ueber die Anwendung der Lichttherapie in der Chirurgie, *ib.*, 1901.

Moeller, Magnus. — Der Einfluss des Lichtes auf die Haut im gesunden und krankhaften Zustande. *Bibliotheca medica*, Stuttgart, 1900.
— Le traitement photothérapique du lupus vulgaire à l'hôpital Sankt-Gœran, Stockholm, 1905. Extrait de *La lutte contre la tuberculose en Suède*.

Momont. — *Annales de l'Institut Pasteur*, 1892, t. VI, p.21.

Morris et Dore. — Remarks on Finsen's light treatment of lupus and rodent ulcer.*Brit. med. Journ.*, 1901.
— Further remarks on Finsen's light and X Ray-treatment in lupus and rodent ulcer. *Brit. med. Journ.*, 1902.

Morton. — *Journ. of the Americ. med. Assoc.*, avril 1905·

MÜLLER. — Eine neue Lichtheil-Lampe. *Archiv. f. physik. diæt. Therapie*, 1901.

— Ueber die Entwicklung und den derzeitigen Stand der Aktinotherapie. *Deutsche med. Wochenschrift*, 1905, nº 1.

— Ueber der derzeitigen Stand und die Aussichten der Aktinotherapie. *Ib.*, 1907, nºˢ 33, 34.

MULZER. — Vergleichende experimentelle Untersuchungen über die Wirkungen des Finsenschen Kohlenlichtes und der medizinischen Quarzlampe. *Archiv fur Dermatol. u. Syphilis*, t. 88, p. 11.

MUNTER. — Ueber Lichttherapie. *Deutsche Medizinal-Zeitung*, 1901.

NAGELSCHMIDT. — Zur Theorie der Lupusheilung. *Archiv. f. Dermat. u. Syphilis*, 1902, t. 63.

NEISSER. — Ueber die Bedeutung der Lupuskrankheit und die Notwendigkeit ihrer Bekæmpfung. Leipzig, 1908.

NEISSER ET HALBERSTÆDTER. — Mitteilung über Lichtbehandlung nach Dreyer. *Deutsche med. Woch.*, 1904, nº 8.

NEUMARK. — Beitræge zur Frage der desinfizierenden Wirkung des Lichtes und seinen Einfluss auf tierpathogene Erreger. *Inaugural-Dissertation*, Giessen, 1907.

NOCARD ET STRAUSS. — *Comptes rendus de la Soc. de Biologie*, 1886, p. 473.

OBERLÆNDER. — Einige meiner Beobachtungen über Lichtwirkungen. *Arch. f. Lichttherapie*, 1903.

ODIER. — *Semaine médicale*, 1904.

OGNEFF. — Einige Bemerkungen über die Wirkungen des elektrischen Bogenlichtes auf die Gewebe des Auges *Archiv f. die gesammte Physiol.*, 1906, t. 63.

PELLIZZARI. — Funzione profilattica della fototerapia contro la tubercolosi. *Corriere italiano*, 15 mai 1905.

— Della fototerapia. Rapporto letto al II congresso

internazionale di fisioterapia in Roma. *Giornale di elettricità medica*, anno IX, 1908.

PFEIFFER.— Ueber die Wirkung des Lichtes aus Eosin-Blut-Gemische. *Wien. Klin. Wochenschrift*, 1908, n° 9.

— Ueber die Wirkung fluoreszierender Stoffe auf normales Serum und rote Blutkœrperchen. *Ib.*, 1905, n° 13.

PICK ET ASAHI. — Zur Eosin-Lichtbehandlung. *Berl. Klin. Wochenschrift*, 1904, n° 37.

PILLNOFF. — Ueber histopathologische Verænderungen des Lupus vulgaris unter der Finsenschen Behandlung. *Russki Wratch*, 1902.

PIORKOWSKI. — Zur Lichttherapie des Lupus. *Berl. Klin. Wochenschrift*, 1908, n° 45.

— Ueber Kontraindikationen des Finsenverfahrens. *Ib.*, 1909, n° 17.

POLLAND. — *Wien. Klin. Wochenschrift*, 1904, n° 44.

PURCKHAUER. — Experimentelle Untersuchungen über die Tiefenwirkung der Kromayerschen Quarzlampe (Quecksilberdampflicht) an normaler Haut. *Arch. f. Dermat. und Syphilis*, t. 87.

PUTZER. — Ueber Litchttherapie. *Deutsche Medizinal-Zeitung*, 1901.

QUIRING. — *Inaugural Dissertation*, München, 1905.

RAAB. — Ueber die Wirkung fluoreszierender Stoffe auf Paramaecien. *Zeitschrift f. Biologie*, 1898, t. 39, p. 524).

RADAELI. — Nuove osservazioni sulla istologia e sulla cura del sarcoma idiopatico emorragico della cute. *Lo Sperimentale*, 1906, fasc. III.

RASPE. — Der Einfluss des Sonnenlichtes auf Mikroben. *Inaugural Dissertation*, Schwerin, 1891.

RAVOGLI. — The action of condensed light upon the skin as a therapeutic agent. *Journal of cutan. and genito-urinar. Diseas.* 1901.

RAYMOND. — Les altérations cutanées de la pellagre. *Ann. de Dermatol.*, 1889.

RAYNAUD. — Des érythèmes produits par la lumière naturelle et artificielle. *Thèse de Lyon*, 1892.

RÉGNIER. — Radiothérapie et photothérapie. Paris, Baillière, 1902.

REHM. — *Inaugural Dissertation.* München, 1905.

REYN. — Apparate und Methoden für Lichtbehandlung. *Mitteilungen aus Finsens medizinisch. Institute* Iéna, 1906, H. X.

RICHARDSON. — Influence de la lumière pour prévenir la putréfaction. *Journ. of the chemical Soc.*, t. 63, p. 1109.

RICHTER. — Der therapeutische Wert der Bestrahlung granulierender und eitriger Wunden und Unterschenkelgeschwüre mit blauem Bogenlicht. *Deutsche med. Wochenschrift*, 1909, n° 17.

RIEDER. — Lichtherapie. *Handbuch der physik. Therapie*, Leipzig, 1901.

RIEGNER. — *Inaugural Dissertation.* München, 1904.

ROUX. — *Annales de l'Institut Pasteur*, 1887, p. 445.

SACHAROFF ET SACHS. — Ueber die hæmolytische Wirkung der photodynamischen Stoffe. *Münch. med. Wochenschrift*, 1905, n° 7.

SACK. — Ueber das Wesen und die Fortschritte der Finsenschen Lichtbehandlung. *Münch med. Wochenschrift*, 1902, n° 27.

SALVENDI. — Ueber die Wirkung der photodynamischen Substanzen auf weisse Blutkœrperchen. *Deutsches Archiv f. Klin. Medizin*, 1906, t. 87, p. 356.

SANDMANN. — Ein neuer mechanischer Kompressor bei der Lichttherapie nach Finsen. *Arch. f. Dermat. u. Syphilis*, 1907, t. 87.

SARASON. — Ueber die Finsensche Lupusbehandlung. *Deutsche Medizinal-Zeitung*, 1899.

Sarason. — Ueber Lichttherapie, *ib.*, 1901.

Schall. — Lampe à arc pour la photothérapie. *Arch. d'Électricité médicale,* 15 septembre 1901.

Schanz et Stockhausen. — Die Wirkung der ultravioletten Lichtstrahlen auf das Auge. *Berl. Klin. Wochenschrift,* 1909, n° 21.

Scherk. — Die Enzymwirkung in ihrer Beziehung zur Lichttherapie. *Archiv f. Lichttherapie,* 1901.

Schiff. — Ein mit der Dermolampe behandelter und geheilder Fall von Lupus vulgaris. *Fortschritte auf dem Gebiete d. Rœntgenstrahlen,* t. VII.

Schlasberg. — Ueber Hautepitheliome und deren Behandlung mit Finsenlicht. *Archiv f. Dermat. u. Syphilis,* t. 78.

Schmidt. — Das Institut für Lichtbehandlung an der kœniglichen Universitæts-Poliklinik für Haut und Geschlechtskrankheiten (Direktor Prof. E. Lesser) zu Berlin. *Berl. Klin. Woch.,* 1901.

— Zur Behandlung des Lupus vulgaris mit der Kromayerschen Quarzlampe. *Dermat. Zeitschrift,* 1908, t. XV.

— Kompendium der Lichtbehandlung. Leipzig, 1908.

Schmidt et Markuse. — Ueber die histologischen Verænderungen lupœser Haut nach Finsenbestrahlung. *Archiv f. Dermatologie u. Syphilis,* 1904, t. 63.

Schmidt-Nielsen. — Die Wirkungen des concentrierten elektrischen Bogenlichtes auf Chymosin, Chymosinogen und Antichymosin. *Mitteilungen aus Finsens medizinisch. Lichtinstitute,* Iéna, H. IX.

Schmitko. — Traitement du lupus érythémateux en particulier par la photothérapie. *Thèse de Paris,* 1902.

Scholtz. — Ueber die Behandlung von Hautkrankheiten mit Rœntgenstrahlen und konzentriertem Licht. *Deutsche med. Wochenschrift,* 1903, n°s 33, 34.

— Ueber die Bedeutung der Wærmestrahlen bei der

Behandlung mit konzentriertem Licht nach Finsen. *Berl. Klin. Woch.*, 1904, n° 15.

SCHUCHT. — Ueber die Behandlung des Lupus vulgaris und über andere mit der Kromayerschen Quarzlampe behandelten Dermatosen. *Zeitschrift f. med. Elektrobiologie u. Rœntgenkunde*, 1908, t. X.

SCHÜLER. — Neue Bergkristallansætze f. die Lichtbehandlung von Schleimhæuten. *Deutsche med. Wochenschrift*, 1907, n° 12.

— Demonstrationen einiger Modifikationen zur Quecksilberquarzlampe. *Dermatol. Zeitschrift*, 1907, p. 367.

SCHULZ, FRANK. —Experimentelle Beitræge zur Lichtbehandlung. *Berl. Klin. Wochenschrift*, 1905, n° 31.

— Société dermatologique de Berlin, 12 mars 1907.

SCHWENENBERGER. — Zur Vorgeschichte der Lichttherapie. *Archiv. f. Lichttherapie*, 1901.

SCIASCIA. — La fototerapia. Roma, 1902, Società editrice Dante Alighieri.

SEIFFERT. — Lupus des Nasenrachenraums. — Lupus des Rachens. *Heymann's Handbuch der Laryngologie*, Wien, A. Hœlder.

SEQUEIRA. — *British medic. Journal*, 1904, II, p. 982.

SERAPIN. — Die Verænderungen im Lupusgranulom unter der Einvirkung des concentrierten Bogenlichts nach der Finsenschen Methode (Versuch. von Glebowsky). *Verhandlungen der deutschen Dermat. Gesellschaft.* VIIᵉ Kongress, Breslau, 1901.

SIEBEL. — Casuistisches zur therapeutischen Verwendung der blauen Lichtstrahlen. *Die Mediz. Woche.*, 1901.

SOLUCHA. — Vratch, 1900, n° 28.

SPIETHOFF. — Beitrag zum therapeutischen Wert der Dreyerschen Sensibilisierungsmethode. *Berl. Klin. Woch.*, 1904, n° 29.

Spitzer et Jungmann. — Ergebnisse von 240 operierten Lupuskranken nebst Bemerkungen zur modernen Lupustherapie. Wien, Safar.

Stark. — *Inaugural Dissertation*, München, 1903.

Steiner. — Erfahrungen bei Behandlung mit elektrischem Licht unter besonderer Berücksichtigung einer neuen Lichtbehandlung bei Hautkrankheiten. *Münch. med. Woch.*, 1905, n° 16.

— Esperimenti con la nuova lampada a mercurio (lampada a quarzo). *Giornale di Elettricità medica*, 1908, fasc. II.

Stillwagon. — Treatment of lupus by the concentrated light rays. *Philad. Medic. Journ.*, 1900.

Strauss. — Resultate der Uviollichtbehandlung bei Hautkrankheiten. *Dermat. Zeitschrift*, 1906, p. 755. — 78 *Versammlung deutscher Aerzte u.Naturforscher*, Stuttgart, 18 sept. 1906.

Strebel. — Untersuchungen über die bakterizide Wirkung des Hochspannungsfunkenlichtes. *Deutsche med. Woch.*, 1901, n°s 5 et 6.

— Meine Erfahrungen mit der Lichttherapie. *Deutsche med. Woch.*, 1901.

— Einige lichttherapeutische Fragen. *Wien. Klin. Rundschau*, 1901.

— Apparate zur Lichtbehandlung und ultraviolettstrahlen. *Deutsche Medizinal-Zeit.*, 1901.

— Die Verwendung des Lichtes in der Therapie. München, 1902. Seitz u. Schauer.

— Lichttherapeutische Spezialitæten und neue Lichtgeneratoren. *Dermat. Zeitschrift*, 1902.

— Gedankenaustausch mit Finsen über Lichttherapie. *Dermat. Zeitschrift*, t. XII, H. 2).

— Eine neue wirksame Lampe für ichttherapeutische Zwecke. *Deutsche med. Wochenschrift*, 1903, n° 4.

— Das Licht als Heilmittel. München, Seitz u. Schauer.

Strebel. — Die Verwendung des Lichtes in der Therapie. *Jahrbuch über Leistungen und Fortschritte auf dem Gebiete der physikalischen Medizin*, Leipzig, 1908.

Strobinder. — Einige Bemerkungen zur Finsenbehandlung des Lupus. *Allgem. Wien. mediz. Zeitung.*, 1901, n° 6.

Tappeiner (v.). — Zur Kenntnis der lichtwirkenden (fluoreszierenden) Stoffen. *Deutsche med. Wochenschrift*, 1904, n° 16.

Tappeiner et Jesionek. — Therapeutische Versuche mit fluoreszierenden Stoffen. *Münch. med. Wochenschrift.*, 1903, n° 47.

Tappeiner et Jodlbauer. — Die sensibilisierende Wirkung fluoreszierender Stoffe. Leipzig, 1907.

Tillmetz. — *Inaugural-Dissertation*, München, 1903.

Tizzoni et Cattani. — *Archiv. f. experim. Pathol. u. Pharmakol.* 1891, t. 28, p. 59.

Toeroek et Schein. — Die Radiotherapie und Aktinotherapie der Hautkrankheiten. *Wien. med. Wochenschrift*, 1907, n° 18.

Tscherning. — La photothérapie. *Presse méd.*, 1897.

Ullmann. — Der Einfluss des Lichtes auf die gesunde und kranke Haut. *Wien. med. Presse*, 1900, n° 20, 21.
— Die physikalische Therapie der Hautkrankheiten. Stuttgart, 1908.
— Ueber die Einwirkung elektrisschen Bogenlichtes auf Mikroorganismen in Gegenwart von fluoreszierenden Stoffen. *Inaugural-Dissertation*, München, 1901.

Unna. — Ueber das Pigment der menschlichen Haut. *Monatshefte f. prakt. Dermatol.*, 1885, t. IV.

Veiel. — *Berl. Klin. Wochenschr.*, 1893, n° 39 et 1908, 10 février.

Verres (v.). — Ueber die Wirkung des Finsenlichtes auf normale Haut. *Monatshefte f. prakt. Dermatologie*, 1905, t. 40.

Vogel. — Handbuch der Photographie, I. Band. Berlin, 1890.

Wallis. — Ueber den heutigen Stand der Lichttherapie. *Inaugural-Dissertation*, Berlin, 1902.

Wanscher. — Untersuchung der bei der Lichtbehandlung des Lupus vulgaris hervorgerufenen histologischen Veraenderungen. *Mitteilungen aus Finsens mediz. Lichtinstitut*, Iéna, 1904, H. IV.

Weiss. — Cité par Schmidt Nielssen.

Wetterer. — Quelques observations sur l'action de la nouvelle lampe en quartz au mercure. *Arch. d'Électricité médicale*, 10 mai 1907.

Wichmann. — Ein technischer Beitrag für Finsentherapie nebst Bemerkungen über Lupustherapie. *Deutsche med. Wochenschr.*, 1905, n° 50.

— Experimentelle Untersuchungen uber die biologische Tiefenwirkung des Lichtes der medizinischen Quarzlampe und des Finsenapparates. *Münch. med. Wochenschr.*, 1907, n° 28.

— 79 Versammlung deutscher Aerzte und Naturforscher in Dresden. *Arch. f. Dermat. und Syphilis*, t. 88, p. 350, et *Medizinische Klinik*, 1908, n° 28.

— Die Behandlung des Lupus und ihre Ergebnisse. *Mediz. Klinik*, 1908, n° 8.

Widmark. — Ueber den Einfluss des Lichtes auf die Haut. Hygiea, Festband, n° 3, 1889.

— Ueber den Einfluss des Lichtes auf die vorderen Medien des Anges. *Skandinav. Archiv. f. Physiol.* Bd. I, 1889.

Winkler. — Der gegenwærtige Stand der Phototherapie. *Monatshefte f. prakt. Dermatol.*, 1906, t. 43, p. 617.

— Studien uber das Eindringen des Lichtes in die Haut, *ib.*, 1904, t. 47, p. 445.

Winternitz. — Ueber den gegenwærtigen Stand der Lichttherapie. *Verœffentl. der Hufeland-Gesellschaft* in Berlin, 1900.

Winternitz. — Ueber Lichttherapie. *Deutsche Medizinal-Zeitung*, 1901.

—   Einige theoretische und praktische Mitteilungen über Hydro-und Phototherapie. *Blætter für Klin. Hydrotherapie*, 1901.

Wittmarck. — Die Behandlung des Schleimhautlupus der Nase mit Pyrogallussæure. *Münch. mediz. Wochenschrift*, 1903, n° 31.

Wolf. — Die Finsensche Lichttherapie. *Balneol. Central. Zeitung*, 1901.

Wolmer. — Ueber Lichttherapie. *Deutsche medizinal Zeitung*, 1901.

Zieler. — Ueber die Wirkung des konzentrierten elektrischen Bogenlichtes (nach Finsen) auf die normale Haut. *Dermat. Zeitschrift*, 1906, t. 13.

Zinsser. — Der jetzige Stand der Lichttherapie bei Hautkrankheiten. *Mediz. Klinik*, 1907, n° 42, 43.

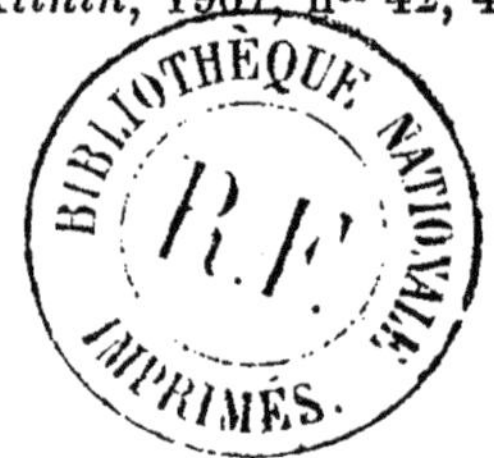

TABLE DES MATIÈRES

DEUXIÈME PARTIE

Modifications de l'appareil et de la méthode de Finsen.

MAYENNE, IMPRIMERIE DE CHARLES COLIN